삶과 역사 그리고 신화

생활 속 의학 용어의 비밀

한국과학기술한림원

- 과학기술에 전문적 경륜과 식견을 가진 석학들을 회원으로 엄선, 각 부문별 전문성을 효율적으로 활용함으로써 국가 과학기술의 진흥과 창달에 기여하기 위해 1994년에 설립되었습니다.
- 2005년 기초과학연구진흥법 제11조(한국과학기술한림원의 설립 등)에 의거 법정기구화되었습니다.
- 독립성, 자율성 및 전문성을 바탕으로 하는 순수 민간 과학아카데미로, 편견 없는 대정부 정책자문을 통해 올바른 과학기술정책의 수립을 유도하고 있으며, 범부처적 국가 과학기술정책에 대한 자문과 건의를 통한 과학기술발전의 장기적 비전을 제시하고 있습니다.
- 우리나라의 과학기술 선진국 진입을 위한 기초 과학기술 진흥사업을 수행하고 있으며, 외국 한림원 및 과학기술 국제기구 등과의 학술교류를 통해 과학기술 민간외교의 중심체 역할을 담당하고 있습니다.

생활 속 의학 용어의 비밀

1판 1쇄 찍음 | 2015년 11월 30일
1판 1쇄 펴냄 | 2015년 12월 5일

지은이 | 김경환
발행인 | 주정희
발행처 | 자유아카데미
등록 | 제 406-2003-017호, 1980. 7. 12

주소 | 경기도 파주시 회동길 37-42 파주출판도시
전화 | 031-955-1321
팩스 | 031-955-1322
홈페이지 | www.freeaca.com
전자우편 | main@freeaca.com(대표)
editor@freeaca.com(편집)
crm@freeaca.com(영업)

ISBN 979-11-5808-053-2 93510

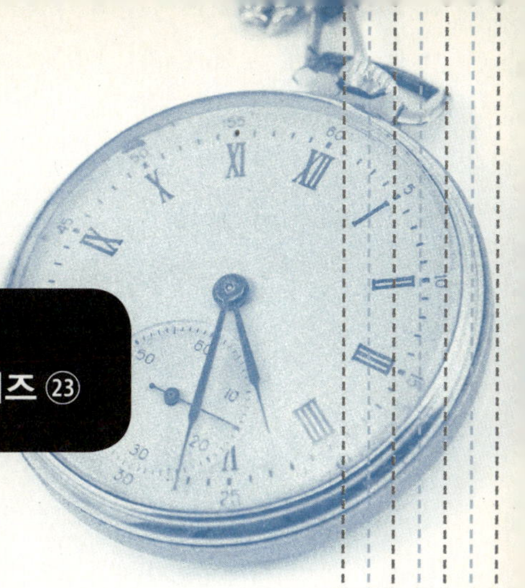

한국과학기술한림원
『석학, 과학기술을 말하다』 시리즈 ㉓

삶과 역사 그리고 신화

생활 속 의학 용어의 비밀

• 김경환 지음 •

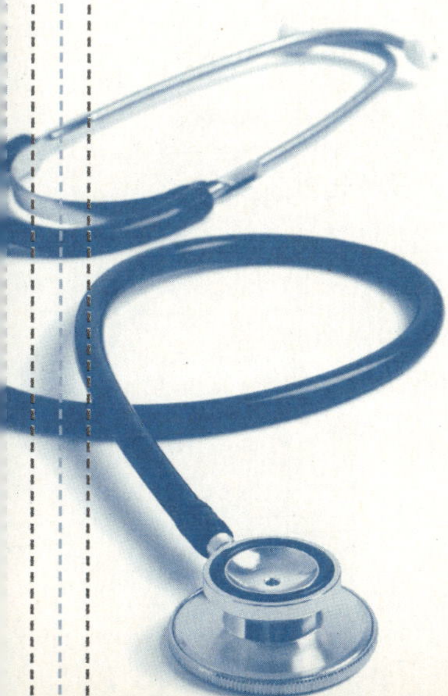

자유아카데미

머리말

건강에 관한 일반인들의 관심이 늘어나면서 신문이나 방송 매체에서는 앞다투어 수많은 의학 정보를 내보내고 있다. 그러는 중에 일반인들에게도 보건 의료계에 종사하던 사람들만 쓰던 의학 용어가 자연스레 일상생활에 깊이 파고들고 있고 상당수는 일상용어로 쓰이고 있다.

일상용어에도 고사성어나 역사 등에서 유래된 것이 많지만 특히 의학 용어의 경우 다양한 경로를 통하여 만들어져 왔다. 각종 사물이나 동식물의 모양새를 비유하거나 비교하여 만들어진 것이 많고 그리스 로마 신화 또는 성경에서 비슷한 상황을 인용하여 만들어진 것도 많다. 또한 사회상이나 삶의 습관 등에서 유래된 용어도 많다. 그러므로 의학 용어는 다른 분야의 용어보다 훨씬 다양하고 또 그 배경에 여러 가지 이야기가 곁들어 있다. 그러기에 의학 용어를 단순히 기억하려고 하면 매우 어려울 수 있으나 그 뿌리(어원)나 그 속에 숨겨져 있는 이야기를 이해하면 쉽고 재미있게 의학 용어에 다가갈 수 있다.

예를 들면 장애인이 핸디캡을 가지고 있다는 것은 과거 물물교환 방법에서 유래되었고, 식당으로 쓰이는 레스토랑은 원래 강장 효과를 가진다는 수프에서 나왔고, 면역은 병역을 면제받거나 기피하는 데서 나왔다. 곰팡이의 이름 중에는 천주교 주교가 쓰는 성수채의 모양에서 따온 것도 있고, 성경과 고환과 난蘭이 같은 어원을 가진다는 것은 신기하다. 심포지엄은 함께 술을 마신다는 뜻이고 임질이라는 질병은 정자가 빠져나간다는 뜻을 가지고 있다. 초침이 있는 시계는 원래 의사가 맥박을 정확하게 재기 위하여 만들어졌고 물리학과 생리학-물리학자와 내과 의사가 관련 있다는 것도 그 뿌리를 알아야만 이해가 된다. 얼굴 주름을 펴기 위해 쓰는 보톡스가 소시지와 창자와 관련 있다는 것도 재미있는 사실이다.

그런 뜻에서 몇 년 전에 의학 용어의 어원을 정리한 '의학 용어에 숨겨진 이야기 사전'이란 책을 펴낸 바 있다. 그러나 그 책은 사전의 성격을 띠고 있어 보건 의료 분야에 종사하는 분들에게는 유용할 수 있으나 일반인이 선뜻 접하게 되지는 않는다.

이번에 일반인들이 쉽게 이해할 수 있도록 의학 용어의 뿌리와 그 용어가 만들어진 배경을 토대로 다양한 주제로 70여 개의 글을 모아 이 책을 펴내게 되었다. 이는 한국과학기술한림원에서 고등학생이나 일반인들이 과학 지식을 쉽게 이해할 수 있고 또 다가가도록 하는 출판 지원 정책이 있었기에 가능하였다.

의학 용어에 관하여 쉽게 쓰려고 하더라도 기본이 대부분 그리스어나 라틴어에서 유래된 영어에 기초를 두고 있는 전문 용어이기에 일반인들은 다소 생소하고 어렵게 느낄 수 있으리라고 본다. 그 경우 영어 용어는 무시하고 우리말로 풀어 쓴 것만 읽으면 재미있게 읽을 수 있으리라고 생각한다. 참고로 의학 용어는 대부분이 접두어, 어간 그리고 접미어를 조합한 것이므로 처음 보는 용어라도 이해에 도움이 되게 하고자 흔히 쓰이는 접두어와 접미어 목록을 부록에 실었다.

이 책을 펴내는 데 있어 지원해 준 한국과학기술한림원에 감사드리며, 원고를 다듬고 그림을 그려 준 자유아카데미 관계자 여러분의 도움에 감사드린다. 또한 이 일에 항상 관심을 가져준 연세대학교 의과대학 약리학교실 김동구 교수와 늘 묵묵히 나의 일을 도와주고 힘을 실어준 아내와 가족에게 고마움을 표한다.

2015년 11월

김경환 씀

차례

1. 생활 언어와 의학

'우연한 발견'이라는 '위대한 발견', serendipity • 014

심포지엄은 술을 마시면서 한다? 세미나와 정자精子 • 019

면역과 병역, 그리고 부상과 준법 • 023

핸디캡과 물물교환, 그리고 장애인障碍人과 잔애인殘碍人 • 027

소리흉내말과 의학 용어 • 030

모든 사형수는 차별받지 않고 처형되어야 한다? 단두대 • 033

소아청소년과, 정형외과 그리고 영아嬰兒 • 036

물리학과 생리학, 그리고 물리학자와 내과 의사 • 038

woman과 female은 man과 male로부터 온 것이다?, 그리고 빵과 귀족 • 041

호박과 전기, 그리고 전자 • 044

병원과 호텔, 그리고 안식처와 요양소 • 046

Contents

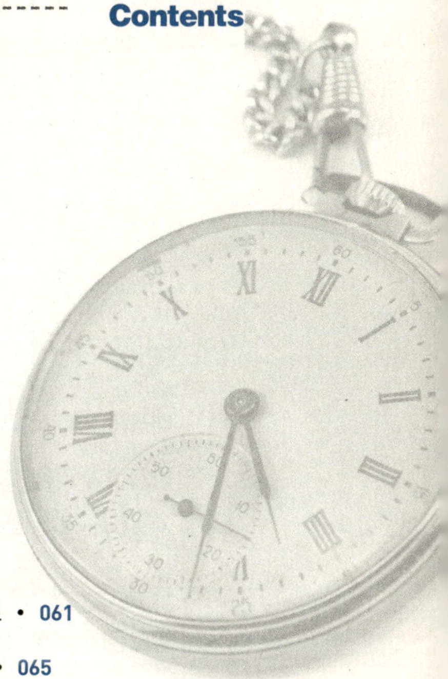

2. 의학과 관련한 일반 용어

동생에게 엄마 젖을 빼앗겨 영양실조에 걸린 아이 • 050

근시近視는 눈을 감아야 보인다? 눈과 관련한 용어 • 053

치즈와 혈청, 그리고 혈루병을 고친 예수 • 058

10cm 크기의 모기(?), 그리고 팔레스타인 가자 지구와 거즈 • 061

맥박을 재기 위해 만든 초침시계, 그리고 의자와 대변大便 • 065

게의 발처럼 뻗어 있는 암 • 070

40일을 격리시키면 전염병이 옮지 않는다, 검역 • 073

역학 조사와 연구 계획, 그리고 통계와 맥주의 품질 관리 • 076

질식과 경동맥, 그리고 협심증과 스핑크스 • 080

3. 구조와 형태에 얽힌 이야기

배꼽과 방패, 그리고 가슴과 갑옷 • 084

방사선과 라듐, 그리고 반지름과 팔뼈 • 087

식초와 대퇴골 관절, 그리고 산酸을 만들지 않는 산소 • 090

증거/서약과 고환, 그리고 칼과 칼집 • 093

탈모증과 여우, 그리고 칸디다증과 목걸이 • 096

거룩한 엉치뼈와 기독교의 부활, 그리고 머리뼈 술잔 • 100

기관氣管과 동맥, 그리고 정맥과 림프관 • 103

완화 요법과 망토, 그리고 주교의 관冠과 심장 판막 • 105

발기 장애, 그리고 덮개 구조와 창녀 • 108

결석結石과 발꿈치, 그리고 수학 • 111

음식의 행로, 입에서 항문까지 • 114

덩어리 음식이 핏속으로 흡수되게 하는 소화, 그리고 찌꺼기 처리 • 117

세균과 기생충의 이름; 회충과 '역전 앞', 그리고 성수채 곰팡이 • 121

Contents

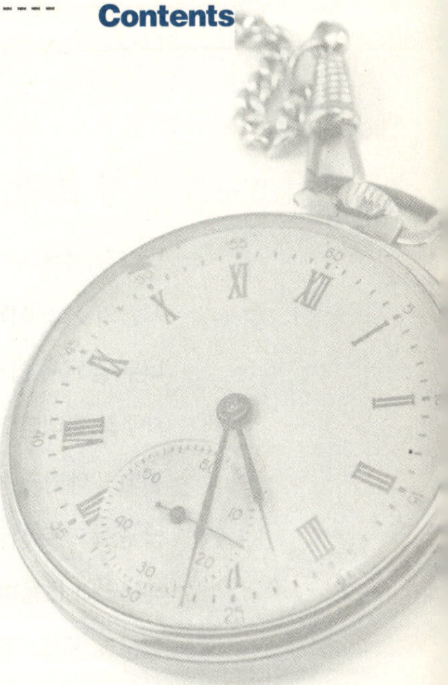

4. 약에 얽힌 이야기

인류 최초의 직업은 약리학자이다? • 128

초근목피草根木皮에서 얻은 약물들 • 131

기호품과 약물 중독 • 135

범인 감별에 쓴 독약, 그리고 독약이 치료제가 되다 • 139

ginseng은 일본어?, 그리고 인삼과 만드레이크 • 143

epinephrine과 adrenaline, 그리고 워싱턴의 벚꽃과 이승만 • 146

운명과 미녀, 그리고 항균제와 마이신 • 149

소시지와 보톡스 • 153

림프암도 낫게 한 속임약 플라시보의 위력, 그리고 대조군 • 157

행복 물질 세로토닌, 그리고 자궁을 수축시키는 전립샘 물질과 아스피린 • 161

대마를 먹고 암살을 한다? 대마와 알코올 • 164

양귀비, 모르핀, 태변胎便, 그리고 도핑 • 168

레스토랑은 강장제를 파는 곳이다? • 172

5. 의학 용어, 그리고 성경과 그리스 로마 신화

빗나간 성욕 • 176

사랑의 신과 성욕 촉진제 • 179

너무 강해서 쉽게 끊어지는 아킬레스 힘줄과 지구를 메고 있는 아틀라스 • 183

재주를 뽐내다 거미가 된 여신, 그리고 사랑하는 남자와 한 몸이 된 요정 • 187

질병의 예방과 치료, 그리고 의학의 신과 뱀 • 190

납 중독과 토성 • 194

메아리와 초음파검사 • 197

정신과 몸, 그리고 병적 상태 • 200

잠과 꿈, 그리고 가위눌림 • 204

6. 의학의 역사에 얽힌 이야기

증기 기관이 각기병을 일으켰다? • 208

왜 의사는 박사(doctor)일까? 이발사와 외과 의사, 그리고 거머리 • 212

'이것은 사기가 아닙니다', 통증 없는 상태에서 수술을 시행하다 • 215

무통 분만은 하나님의 뜻을 거역하는 것이다? • 221

Contents

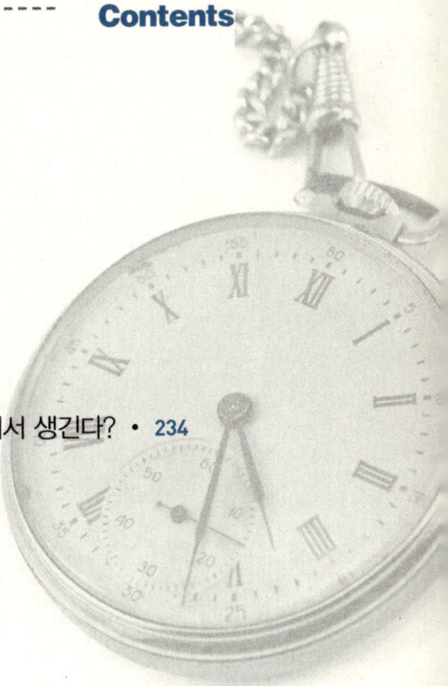

7. 잘못 알려진 이야기

기독교인은 멍청하다? 크레틴병과 기독교인 • 226

황달, 간경화, 웅담熊膽, 그리고 콜레라 • 229

소는 작고 닭은 약하다? 천연두와 수두 • 231

임질에 걸리면 정자가 빠져나가고, 매독은 돼지와 사랑을 해서 생긴다? • 234

자궁에 이상이 있으면 히스테리가 나타난다? • 237

신神의 저주와 질병 • 240

환자의 고통과 참을성, 그리고 신이 내린 벌 통증 • 244

예술은 길고, 인생은 짧다? • 248

8. 원소 이야기

더 이상 자를 수 없는 작은 입자 원자, 그리고 컴퓨터 단층촬영(CT) • 252

이름과 기호가 다른 원소들 • 255

원소 이름, 그리고 발견 지역과 특성 • 257

원소 이름, 그리고 태양계와 그리스 로마 신화 • 261

참고문헌 • 266

부록 • 268

찾아보기 • 277

1 생활 언어와 의학

Language & Medicine

'우연한 발견'이라는 위대한 발견, serendipity

serendipity의 사전적 정의에는 '뜻밖의 발견(을 하는 능력), 운 좋게 발견한 것, 행복한 사건 또는 기분 좋은 놀라움, 우연한 발견' 등이 있다. 여기서 '우연'이란 아무런 인과관계가 없이 뜻하지 않게 일어난 일이라고 정의되어 있다. 그러나 serendipity라는 단어 자체는 영국 번역가들이 꼽은 가장 번역하기 힘든 단어 10개에 들어있을 정도로 정확하게 표현하기 어렵다. 이 용어는 주로 의학 및 과학적 발견에서 많이 사용하는데, 요즘에는 경영학에서 합병 등을 통한 의외의 수익을 얻을 때에도 사용한다. 또한 사회학에서는 흔히 볼 수 없는 의외의 현상이나 자료를 통해 새로운 이론을 개발하거나 기존 이론을 확장하는 데에도 쓰이고 있다.

이 단어는 스리랑카의 옛 이름인 Serendip에서 유래되었으며, 영국의 작가인 월폴(H Walpole)이 처음 사용하였다. 그는 페르시아의 전래 동화인 '세렌딥의 세 왕자(The Three Princes of Serendip)'에서 세 왕자가 여행을 하던 중 애초에 목적으로 하지 않았던 여러 가지를 우연히 그리고 재치와 기지로 발견하는 것에 비유하여 이 용어를 사용하였다.

진리를 탐구하는 데 있어서 우연이라는 현상은 무시되기 십상이다. 과학은 논리적이고 예측 가능해야만 된다는 전형적인 사고방식으로 인해 우연이라는 현상은 단순히 과학자의 실수로 여겨지고 더 이상 고려의 대상으로 삼지 않게 된다. 그러나 실제로 우연을 위대한 과학적 발견으로 만드는 것은 어떤 분야에 대하여 끊임없이 노력하고 매사에 치밀한 관찰을 하는 사람만이 할 수 있는 것이다. 즉, 끊임없는 노력과 학문적 추구를 하지 않는 사람에게 serendipity는 찾아오지 않는다.

의학에서 serendipity의 대표적인 예로는 플레밍(A Fleming)에 의한 페니실린 penicillin 발견, 뢰비(O Loewi)에 의한 신경충동의 신경액소성 이론, 모턴(WTG Morton) 등에 의한 에테르(ether)의 마취 작용 발견 등이 있다. 일상생활에 쓰이는 것으로는 3M사의 포스트잇(Post-it), 마이크로웨이브 오븐(microwave oven), 벨크로(velcro) 등을 들 수 있다.

영국 세인트매리병원 의학교의 플래밍은 포도상구균을 연구하던 중 어느 날

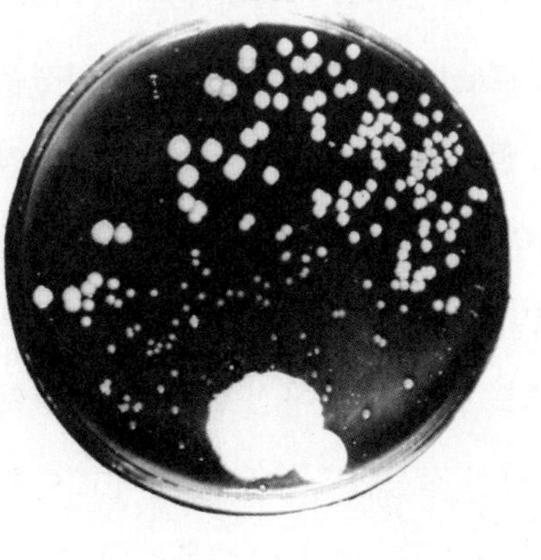

그림 1
플레밍은 포도상구균 배양 배지에 곰팡이가 오염된 주변에는 포도상구균 집락이 모두 용해되어 있는 것을 관찰하고 여기에서 페니실린을 발견하였다.

아침 배양 중이던 배지培地가 곰팡이로 오염되어 있고 곰팡이 주변에는 포도상 구균이 자라지 못하고 있는 것을 발견하였다. 이런 경우 대부분은 자신의 실수이기 때문에 이를 덮어두고 감추려 하지만 그는 달랐다. 자신이 관찰한 현상이 곰팡이에서 나온 어떤 물질 때문일 것이라는 의문을 가지고 실수(?)를 반복 실험하였다. 그 결과 그 곰팡이가 *Penicillium notatum*임을 밝히고, 그 곰팡이에서 penicillin(Penicillium에 '물질'을 뜻하는 접미어-in이 합쳐진 것)이라는 물질이 나와서 포도상 구균을 죽인다는 것을 밝혀낸 것이다. 이로서 인류 최초의 항생제가 나오게 되었다. 페니실린은 수많은 인류를 세균 감염으로부터 구해냈고, 이를 발견한 플래밍은 그 공로를 인정받아 1945년에 노벨상을 받았다.

독학으로 공부하여 레이더 제작 회사에서 일하던 스펜서(P Spencer)는 어느 날 간식으로 먹으려고 주머니에 넣어 두었던 초콜릿이 녹아버린 것을 발견하였다. 무심코 지나칠 수 있는 것이었지만 스펜서는 이를 마그네트론(magnetron) 때문일 것이라는 생각을 갖고 옥수수, 달걀 등으로 반복 실험하면서 옥수수가 팝콘으로 터져 나오고 달걀이 터지는 것을 관찰하였다. 이를 통해 그는 일상생활에서 매우 유용하게 쓰이는 조리 기구인 마이크로웨이브 오븐을 개발하게 된 것이다.

1830년대에 젊은이들 사이에 술 대신 에테르(ether)를 흡입하면 술을 마셨을 때와 비슷한 즐거운 기분이 들고 취하더라도 빨리 깨며 숙취가 없다는 것이 알려졌다. 급기야 에테르를 마시거나 흡입하고 기분이 좋아져서 날뛰고 노는 에테르 놀이(ether frolic)가 일종의 유행처럼 번졌다. 치과 의사 모턴은 에테르를 흡입한 젊은이들이 넘어져 상처가 나도 아픈 줄도 모르고 뛰어 노는 것을 관찰하였다. 그는 에테르가 통증을 없애는 작용, 즉 마취 작용이 있음을 발견하고 이를 외과 수술에 적용하였다. 모턴의 작은 관찰 하나로 인하여, 당시 거의 도살장 수준이던 수술실에서 죽음을 무릅쓰고 수술을 받던 환자들이 통증 없이 수술 받을 수 있게 되었으며, 외과 의사들은 보다 정교한 수술을 할 수 있게 되는 외과 수술에 일대 혁명을 가져왔다.

신경충동의 신경액소성 전달 이론을 밝힌 뢰비나 벤젠 핵의 구조를 밝힌 케큘레(Kekule)는 10~20년 동안이나 해결하지 못했던 중요한 이론을 늘 고민하던 끝에 꿈속에서 답을 얻어 이를 실험에서 입증하였다.

20세기 최고의 약이라고 불리는 비아그라(VIAGRA)는 원래 협심증 치료제로 개발하던 약이었다. 그러나 임상 시험을 진행하는 동안 협심증 치료 효과가 없음이 확인되어 시험을 중단하려는 차에, 시험에 참여하던 대상자들이 시험약을 계속 복용하겠다는 의사를 밝혔다. 그 이유를 알아본 결과 대상자들은 협심증 치료와는 무관하게 남성에서 발기를 유발하는 현상을 경험했다는 사실을 발견했다. 결국 이로 인해 발기부전 치료라는 삶의 질을 바꾸는 혁명적인 약물인 비아그라가 나오게 되었다.

대머리 치료에 발모 촉진제로서 쓰이는 미녹시딜(minoxidil)은 원래 혈압을 낮추는 고혈압 치료제로 개발하던 중 부작용으로 온몸에 털이 나는 것을 관찰하고 이를 대머리 치료제로 개발한 것이다.

그 외 접착 능력이 약해 버리려던 물질을 오히려 종이를 뗐다 붙였다 하는 데 매우 효과적인 접착제일 것이라는 발상에서 새로운 메모지 Post-it이 개발되어 일상에 유용하게 쓰이게 되었다.

소위 '찍찍이'로 불리는 벨크로(velcro)는 스위스의 전기 기술자 메스트랄(G de

Mestral)이 사냥을 나갔다가 도꼬마리 열매 가시가 바지에 많이 붙어서 떼려고 해도 잘 떨어지지 않는 것을 경험하였다. 그는 재미삼아 그 가시를 현미경으로 관찰하였더니 가시에 미세한 갈고리가 있어 그 갈고리가 섬유에 들러붙어 있는 것을 발견하였다. 이에 착안하여 그는 한쪽 면에는 강력한 갈고리를 사용하고 다른 쪽 면에는 갈고리가 걸리는 원형 고리를 위치시켜 두 면을 붙일 수 있는 테이프를 만들었다. 그는 프랑스어로 벨벳 velour와 고리 crochet를 합해서 velcro라고 이름 붙였으며 현재 일상용품에서부터 의료용, 군복, 우주 항공기 등에 광범위하게 쓰이고 있다.

앞서 살펴본 바와 같이 serendipity란 단순히 우연한 발견이 아니라 끊임없는 노력의 결과로 얻어지는 것이다. 즉, 새로운 발견이란 같은 현상이나 사물을 보면서 다른 사람들과 달리 생각하는 데서 나오는 것이며, 99%의 노력에 1%의 행운이 더해진 위대한 발견인 것이다.

심포지엄은 술을 마시면서 한다? 세미나와 정자精子

'정자, 정액'을 가리키는 sperm은 씨앗을 가리키는 그리스어 sperma에서 유래되었다. 이 용어는 원래 고대 그리스에서 식물의 씨앗만을 가리켰으나 그 후 사람과 동물의 씨(정자)까지 포함하여 가리키게 되었다. 아리스토텔레스가 사람의 정자에 sperma라는 용어를 처음 사용하였으며, 영어에서는 1386년 초서(G Chaucer)가 그의 작품 "캔터베리 이야기" 중 하나인 수도승 이야기에서 처음으로 'sperme'를 사용하였다. '정자'를 가리키는 spermatozoa는 그리스어 sperma(씨앗)와 zoon(동물)의 합성어로 살아 움직이는 씨앗을 뜻한다. 정자는 1677년 네덜란드의 현미경학자인 뢰벤후크(A van Leeuwenhoek)와 함께 연구하던 함(J Ham)이 사람 정액에서 처음 발견하고 이를 '정액 미세동물(animalculae seminis)'이라고 이름 붙였고 1679년 뢰벤후크가 보고 하였다. 그러나 정자를 세포로 인식한 것은 1841년 스위스의 해부학자인 쾰리커(RA von Kölliker)에 의해서다.

'정액'이라는 semen은 라틴어의 '씨앗, 새싹'을 뜻하며 이는 '씨앗을 뿌리다'라는 동사 serere, seminare와 관련 있다. 즉, 정액은 원래 종족을 번식시키는 씨앗의 뜻으로 정자를 가리켰으나 현재는 정자를 포함한 전립선 분비물을 함유한 액체를 총칭한다. 같은 어원에서 유래된 것으로 '파종하다'라는 뜻의 disseminate가 있으며 이는 라틴어 dis-(모든 방향으로)와 seminare(씨앗을 뿌리다)의 합성어로서 종양腫瘍이나 병변病變이 다른 곳으로 퍼진다는 것을 뜻한다.

우리가 학술 토론을 하는 것을 가리켜서 흔히 세미나(seminar)라고 한다. 세미나는 전문가 집단 등이 토론을 통해 지식을 전파하고 확장하는 것을 말한다. 또한 대학원이나 연구소 등에서 연구와 실험 결과에 관하여 교수의 주도로 서로 자유롭게 의견을 제시하고 질문하면서 토론을 진행하는 모임을 가리키는 데 쓰인다. 세미나는 대체로 일반적인 강의와는 달리 자유로운 분위기에서 진행된다.

이런 세미나라는 용어가 정액과 관련 있다는 것은 의아하게 들릴 수도 있다. 그렇지만 어원으로 보면 쉽게 이해가 된다. 즉 이는 '씨앗을 뿌리다'라는 seminare에서 나온 것으로 좋은 결과나 아이디어가 솟아나게 씨앗를 뿌리는 것을 말한다. 즉, seminar는 학자나 학생 또는 관련된 전문가들이 새롭고 생산성이 있을 것 같은 아이디어를 검증하고 토론하는 모임을 말한다.

세미나와 비슷하게 심포지엄(symposium)이라는 말도 흔히 쓰고 있다. 그런데 이는 그리스어 syn(sym)(함께)과 posis(마시기)의 합성어이다. 즉, 심포지엄은 '함께 술을 마시는 모임 또는 자리'이다. 심포지엄은 그리스 귀족 정치 집단에서 행해지던 행사로서 주로 새로운 젊은이를 소개하거나 구성원이 시합에서 우승할 때 또는 시詩 경연에서 상을 탔을 때 열렸다. 이는 플라톤이 술을 마시는 자유로운 분위기의 연회에서 학자들로 하여금 철학, 사랑 등 다양한 주제로 각자 자신의 지식과 생각을 발표하게 한 것에서 유래된다. 대부분의 경우 남자들이 활동하는 거실에서 7~9개의 소파에 20~30명이 편안하게 비스듬히 기대어 음식과 술을 제공받으면서 진행하였고 놀이, 노래, 유흥 등을 곁들였다. 그리스인와 로마인들은 포도주를 그냥 마시지 않고 물에 타서 마셨다. 포도주를 물에 타지 않고 그냥 마시는 것은 야만인들이나 하는 것으로 간주되었다. 로마와 그리스의 심포지엄 사이에는 차이가 있는데, 로마에서는 심포지엄에 술과 음식이 제공되고 여자도 참여할 수 있었으나 그리스에서는 술은 식사 후에만 제공되고 여자는 참여할 수 없었다고 한다. 요즘 행해지는 심포지엄은 로마와 그리스의 중간 형태로, 여성이 참여하나 술은 대부분 행사 후 만찬에서 제공되고 있다.

비슷하게 쓰는 용어로 콜로키엄(colloquium)이 있다. 이는 어원으로 볼 때 '함께 발표하다(라틴어 com-함께 + loqui 말하다)'라는 뜻이다. 이는 어떤 주제에 대하여 자유로운 의견을 교환하는 학술 모임으로 광범위한 주제로 매번 다른 강사가 발표하는 형식이다.

그러므로 세미나와 심포지엄 그리고 콜로키엄은 약간의 형식과 방법이 다르지만 공통적으로 모두 학문적인 주제에 대하여 학자들이 토론하고 새로운 지식의 씨앗을 뿌리고 서로 토론한다는 것을 말한다. 또한 심포지엄은 어떻게 보면 술을 마시면서 서로 편하고 부드러운 분위기에서 행해지는 것을 말하는 셈이어서 요즘의 딱딱한(?) 분위기에서 행해지는 것과는 조금 차이가 있다.

한편 과학, 문화 또는 전문 분야 지식인의 집단 또는 대학 같은 학문 조직, 즉 학회, 학술원을 academy라고 한다. academy는 그리스어 academeia, 라틴어 academia가 변한 것으로 그리스 농부의 이름인 아카데무스(Akademus)에서 유래되었다. 그리스 신화에서 아카데무스는 아티카의 영웅인 테세우스(Theseus)에게 납치당한 스파르타의 헬렌(Helen)을 찾는 데 도움을 주었다. 그러자 신들은 그를 전설적인 영웅으로 대접하여 그의 과수원에 Academus라는 그의 이름을 붙이게 하였다. 아테네 북부에 위치한 이 과수원은 후에 학문을 토론하고 가르치는 플라톤의 휴양지가 되었다. 플라톤은 이곳에서 50여 년간 제자들을 가르쳤고 그의 제자와 후학들을 Academic 학파라고 불렀다.

면역과 병역, 그리고 부상과 준법

힘든 병역 의무를 피하고 각종 의무를 다하지 않으려고 하는 것은 동서고금을 막론하고 인간들의 공통된 행태인 듯하다. 우리나라에서도 정치인과 연예인을 비롯하여 병역 기피 비리에 연루된 수많은 사람들의 이야기와 세금을 내지 않는 사람들의 이야기가 끊임없이 매스컴에 오르내리고 있다. 병역을 마치지 않은 사람이 장관이나 총리를 하려면 국회 청문회에서 한바탕 곤욕을 치르는 것을 흔히 볼 수 있다. 로마인들 역시 수시로 전쟁을 치르느라 군대에 동원되었으므로 어떻게 해서든 군대에 가지 않고 공공의 의무를 다하지 않으려고 하였던 것 같다. 병역을 기피하기 위하여 육체적 질환이나 정신적 질환이 있는 것처럼 꾀병을 부리는 경우가 많다. 이 꾀병을 malinger라고 하며 이는 프랑스어로 '몹시 싫은, (육체적으로)기분 나쁜, 병약病弱한'을 뜻하는 malingre(라틴어 mal 나쁜 + 옛 프랑스어 haingre 가냘픈, 쇠약한)에서 유래되었다. 이 용어가 꾀병이란 뜻으로 쓰인 것은 군대에서 군인들이 자신의 다리에 상처를 내어 궤양 등을 만든 다음 자신이 병들어 병사로서 역할을 할 수 없는 것처럼 보인 데서 기인한다.

의학에서 '면역免疫'을 가리키는 immunity는 '공공 복무, 국민의 의무, 공물貢物'을 뜻하는 라틴어 munis에 부정의 뜻인 im-이 붙은 immunitas에서 나온 것으로 세금이나 공공 의무, 특히 병역을 면제받는 것을 뜻하였다. 즉, 병역을 면제받는다는 것은 전쟁터에서 죽을 위험이 없는 안전함을 얻게 된다는 것을 뜻하였다. 19세기 코흐(R Koch)와 파스퇴르(L Pasteur)등에 의해 독소毒素와 감염에 대한 지식이 발달함에 따라 immunity는 질병이나 감염에 저항성을 가져 생체가 병에 걸리지 않고 안전하다는 뜻으로 사용하게 되었다.

면역에서 기본 요소는 항원抗原과 항체抗體이며, 이중 항체라는 용어가 항원보다 먼저 만들어졌다. '항체'를 가리키는 antibody는 독일어 Antikörper를 영어로 번역한 것이다. 이는 얼핏 보면 생체(body)에 반대한다는 항-체(anti-body)로 생각하기 쉽다. 그러나 antibody는 세균, 바이러스 등에 감염되었을 때 이에 대항(anti)하는 물질(substances, bodies)의 집합을 말한다. 즉, antibody에서 body는 우리 몸을 가리키는 것이 아니라 생체 내 물질의 집합을 말한다. 항원(antigen)은 항체의 개념으로부터 만든 용어이다. 이는 anti(-에 반대하는)와 gennan(생성하다)이 합쳐진 용어로 '생성을 반대하는 물질, 생성하지 못하게 하는 물질'을 뜻한다고 생각할 수 있다. 그러나 이 용어는 anti, 즉 항체(antibody)를 생성하게 하는 물질을 말한다.

면역은 어떤 병에 걸린 다음에 자연적으로 생길 수 있다. 그러나 예방 목적으로 인위적으로 건강한 사람에게 병을 일으키지 않을 정도의 적은 양의 살아 있는 세균, 또는 병원성을 약하게 한 세균이나 세균의 생성 물질 같은 것을 투여하여 그 병에 가볍게 걸리도록 하여 면역이 생기게 할 수도 있는데, 이를 접종接種

(inoculation)이라고 한다. 그런데 inoculation은 라틴어 inoculare(접목接木하다, 뿌리박게 하다)에서 유래된 것으로 이는 눈(oculus; eye)을 안으로(in-) 넣는 것을 말한다. 접종이라는 것과 눈(eye), 그리고 접목이라는 것을 연관 짓는 것이 이상할 수 있다. 그러나 접목이라는 방법은 식물에서 돋아나는 싹을 눈과 비슷하게 생각하여 이를 다른 식물에 칼집을 내고 그곳에 싹 또는 씨앗[種]을 심는 것으로 '눈을 집어넣는' 과정이라고 생각하였다. 여기에서 연유하여 면역이 없는 또는 병에 걸린 적이 없는 사람에게 면역성을 가지게 하는 방법에 이 용어를 사용하게 되었다. 영국의 제너(E Jenner)는 백신 주사법, 즉 접종법을 발견하였으며 파스퇴르는 이 용어를 세균을 키우기 위하여 배지培地에 옮겨 넣는 것에도 사용하였다.

면역과 어원상으로는 같으나 반대의 뜻으로 쓰이고 있는 것이 아나필락시스(anaphylaxis)이다. 이 용어는 그리스어로 '없다'라는 뜻의 접두어 ana-에 방어라는 뜻의 phylaxis가 합쳐진 용어로서 그 자체는 '방어력이 없다'라는 뜻이다. 그러나 이는 우리 몸에 존재하지 않는 단백질 또는 기타 물질에 대한 비정상적이고 과대한 알레르기 반응을 말한다. 이 용어는 프랑스 생리학자 리셰(C Richet)가 처음 사용한 용어로서 유해물질을 주사 맞은 적이 있는 개에게 같은 물질을 다시 주사할 때 기관지 수축 같은 격렬한 반응이 나타남을 표현하는 데 사용하였다. 이 용어는 처음 주사 맞은 유해물질로 인하여 개의 면역성이 낮아져 있는데 이를 무방비 상태로 두었으므로 두 번째 주사를 맞을 때 격렬한 반응이 나타났다고 생각하여 붙인 것이다. 그러나 실제로는 처음 주사한 유해 물질이 면역 기능을 오히려 높였기 때문임을 알게 되었으나 용어는 그대로 쓰고 있다.

면역 immunity가 의무나 책임을 다하지 않는 것이라면 손상 injury는 법을 지키지 않는 것을 말한다. injury는 법에 어긋난 행위를 뜻하는 라틴어 injuria에서 나온 것으로 부정을 뜻하는 접두어 in-에 법이라는 jus(복수형은 jura)와 상태를 나타내는 접미어 -y가 합쳐진 것이다. 용어 자체로 볼 때 부상이란 법을 지키지 않아 생기는 상태를 뜻한다. 즉, 부상이란 주의하지 않아 떨어지거나 다치는 것으로 안전 수칙을 제대로 지키지 않아 생긴다는 뜻이 된다. 산업 현장이나 군대 또는 일반 사회에서 안전사고라는 용어가 얼핏 보면 앞뒤가 맞지 않는 용어인 것처럼 보이지만 결국 안전 수칙인 법을 지키지 않을 때 나타나는 것이다.

핸디캡과 물물교환, 그리고 장애인障碍人과 잔애인殘碍人

불구不具, 불리한 조건, 장애를 나타내는 용어로 handicap이 있다. 의학에서는 선천적 또는 후천적으로 정신적 · 육체적 결함이 생겨 정상적인 생활에 지장이 있거나 능력에 제한을 받는 것을 말한다.

handicap은 'hand in cap'이 줄여져서 된 것으로 17세기 중엽 영국의 물물교환 방식에서 유래되었다. 즉, 두 사람이 가치가 다른 물건을 서로 교환하고자 할 때 제3자를 판정관으로 내세운 다음, 이들 세 사람은 각자 판돈을 모자에 넣고 손을 모자에 넣는다. 판정관은 두 사람의 물건(예를 들어 금시계와 말 한 마리)의 가치를 설명하고 가치가 낮은 물건을 가진 사람이 추가로 부담해야 할 액수를 제시하였다. 이 액수에 대하여 거래하고자 하는 두 사람은 모자에서 손을 꺼내면서 동의 여부를 표시하였다. 만약 두 사람이 모두 동의하면 거래는 성사되나 그렇지 않을 경우 거래는 이루어지지 않았다. 여기에서 손을 모자에 넣어 감춘다는 의미에서 hand in('i) cap이라고 하고 이것이 handicap으로 변하게 되었다. 18세기에 들어서는 경마競馬에도 핸디캡 규칙이 도입되었다. 즉, 잘 달리는 말과 그렇지 못한

두 마리의 말이 경주할 때 판정관이 잘 달리는 말에 일정 무게를 지게 하여 경주하게 하였으며 이를 '핸디캡 경기(handicap march, handicap race)'라고 하였다.

19세기에 들어서 이 용어는 골프, 테니스 등 스포츠를 포함하여 바둑, 장기 등 모든 경기 분야에서 균등한 조건을 만들기 위하여 실력이 우수한 쪽에 대하여 불리한 조건을 부과하는 방법으로 확대하여 사용하게 되었다. 현대 영어에서는 불구, 불이익, 불리한 조건 등의 의미로 쓰이고 있다.

의학에서 핸디캡을 가진 사람, 즉 다치거나 질병을 앓은 후 비정상적인 형태와 기능을 가지고 있는 사람의 형태와 기능을 회복시키는 것을 재활 rehabilitation이라고 한다. 이는 라틴어의 re(다시)와 habilitas(능력)가 합쳐진 용어이다. 이 용어 자체는 '어떤 일을 할 수 있는 능력을 되찾다'라는 뜻이다. 즉 육체적 · 정신적 장애를 가진 사람이 어떤 직업 또는 작업에 종사할 수 있게 하는 과정을 말한다.

장애인(장애우)을 과거에는 handicapped, crippled 등의 용어를 사용하다가 요즘은 disabled라고 한다. 우리말도 과거에는 불구자라고 하였으나 지금은 보다 인도적인 용어로 순화하여 장애인, 장애우로 바꾸었다. 그러나 이전 용어도 그렇지만 'disabled, 장애인'이라고 하는 것 역시 절망적인 느낌을 주고 있다. 즉, 어떤 비정상적인 상태가 고착된 것, 다시 말해서 이 용어는 과거완료형인 것으로 영원히 정상 상태로 되지 못한다는 느낌을 주고 있다.

현실적으로 볼 때 우리가 팔 다리 뼈가 부러지면 6~12주간 깁스를 하게 되고 이 기간 동안은 장애인인 것이다. 그러나 깁스를 풀고 나면 장애 상태에서 벗어나서 정상 상태가 된다. 즉, 우리가 장애인이라고 부르는 사람들의 상태를 현재

의학 수준으로는 당장 정상적으로 회복될 수 없을지라도 미래에 의학이 더 발달하게 되면, 예를 들어 줄기세포 치료가 실용화되거나 인공 장기가 발달하게 된다면, 언젠가는 정상 상태로 회복될 수 있을 것이다. 다시 말해서 장애란 정상 생활을 할 수 없는 기간의 문제라는 의미에서 용어 자체도 희망을 가질 수 있는 것이었으면 한다. 중국에서는 장애인을 질병이 아직 남아 있다는 뜻으로 잔질인殘疾人으로 쓴 것을 본 적이 있다. 우리도 이들이 완전히 정상 상태로 회복되지 못하고 일시적으로 장애가 남아 있을 뿐이라는 뜻으로 잔애인殘碍人으로 쓰는 것은 어떨까 하고 제안해 본다.

소리흉내말과 의학 용어

어떤 행위를 나타내는 용어 중에는 그 행위를 할 때 나는 소리를 흉내 내어 만든 것이 많으며 의학에도 많이 쓰이고 있다.

구역이나 입벌리개를 가리키는 gag는 어떤 물체로 입을 막을 때 내는 '가각각' 하는 소리를 표시하는 소리 말이다. 중세 영어 gaggen은 '질식시키다. 숨을 막다'를 뜻하며 스위스어의 gaggen은 '말을 더듬다'를 뜻한다. 의학적으로는 입을 벌리게 하는 기구를 gag로 부른다.

침 속에 함유된 아밀라아제(amylase)인 프티알린(ptyalin)은 녹말을 말토스(maltose)와 포도당으로 분해한다. 이 용어는 침을 뱉을 때 내는 '퉤'의 소리흉내말로 동사인 '침을 뱉다'라는 ptyein과 관련 있으며 그리스어로 ptyalon은 침(타액)을 뜻한다.

mammary(유방의, 젖의)는 그리스어나 라틴어에서 공통으로 쓰는 mamma(여성의 유방)의 형용사형이다. 맘마는 아기가 엄마를 부르는 소리흉내말로서 모든 나라가 공통적으로 쓰는 말이기도 하다. 아기가 맘마라고 말하면 엄마는 아기가 자기를 부른다는 것을 알고 아기는 이 소리를 하면 젖을 준다는 것을 안다. mammal(포유동물)은 새끼에게 젖을 먹이는 척추동물을 뜻한다.

자격 없이 의료 행위를 하는 사람을 가리키는 멸시적 용어로 quack(돌팔이 의사)가 있다. 이는 오리가 꽥꽥거리는 것을 표현한 네덜란드어 Kwacken(Kwakken)에서 유래한 소리 말이다. 이 용어는 네덜란드어 Kwacksalver가 영어로 quacksalver(줄여서 quack)로 변천하여 17세기부터 사용되고 있다. 길거리에서 온갖 감언이설로 효과가 확실하지 않은 약들을 팔면서 만병통치약이라고 떠드는 것을 표현한 용어이다. 고대부터 현재까지, 돌팔이 의사와 약장수들은 어리숙한 대중들을 상대로 만병통치약이라고 하면서 갖가지 엉터리 약을 팔아 왔다. 그들은 하나같이 자기들만의 비방으로 만들었다고 온갖 감언이설로 선전한다. 이들이 파는 약은 '자신들만의 고유한 약'이라고 하여 이를 비방秘方, 비밀 약(nostrum)이라고 불렀으나 대부분은 효과가 거의 없었다. nostrum은 라틴어로 '우리 자신들만의 것'이라는 뜻이다. 17세기 흑사병黑死病이 유행할 때도 자칭 전문가라고 하는 수많은 떼거리가 런던에 모여들어 서로 자기들의 약이 최고라고 하면서 약을 팔기도 하였다.

딸꾹질은 배와 가슴 사이를 분리하는 근육인 가로막(횡경막)의 경련으로 들이쉬는 숨이 방해를 받아 목구멍에서 이상한 소리가 나는 증세로, 이때 나는 특유의 소리를 흉내 내어 만든 용어가 hiccup, hiccough(딸꾹질)이다. 학술적인 것을 좋아하는 사람들은 hiccup이 우아하지 못한 단어이며 hiccough로 써야 한다고 하나 이는 아무런 의미가 없다.

whooping cough(백일해)는 whoop(함성지르다)와 cough(기침)가 합해져서 된 용어로서 whoop는 백일해 환자가 숨 쉴 때 씩씩거리는 소리를 흉내 낸 houpen에서 유래되었다. 창자에서 가스가 차서 나는 '꾸룩꾸룩', '부글부글'하는 소리를 borborygmus라고 하며 이 역시 소리흉내말이며 히포크라테스 때부터 사용하여 왔다.

통증, 고통, 고뇌를 가리키는 ache 역시 아플 때 또는 놀라움을 나타내는 소리흉내말로서 그리스어 achos, 영어의 ouch(아야!), 독일어의 ach(아!, 명사는 Ach 비탄)와 관련 있다.

그 외에도 얼굴 부위에 자신의 의지와 상관없이 나타나는 경련성 운동인 tic, 귀속에서 윙윙거리는 잡음이 나는 tinnitus(귀울림, 이명耳鳴), 그리고 양치질할 때 목에서 꾸르륵 거리는 소리를 흉내 낸 gargle 등이 있다. 아프리카 수면병 등의 병원체를 매개하는 쩨쩨파리 tsetse fly 역시 이 파리가 날 때나는 '쩨쩨', '체체' 같은 소리를 흉내 내어 만든 것이다.

모든 사형수는 차별받지 않고 처형되어야 한다? 단두대

기요틴(guillotine)은 이비인후과에서 커져 있는 편도선을 잘라낼 때 사용하는 수술용 칼이 달린 고리 모양의 수술 기기를 말한다. 그러나 일반적으로 기요틴(영어식으로는 '길로틴'이라고 말한다)은 사형수를 처형할 때 사용하던 단두대斷頭臺를 주로 가리킨다. 최근에는 종이 절단기같이 고정된 판에 칼날이 달려 사물을 자르는 도구를 가리키기도 하며, 동물 실험에서 동물의 머리 부분을 자를 때 쓰는 실험용 기구도 기요틴이라고 한다.

기요틴은 프랑스 의사이자 프랑스 의학한림원의 창설 위원인 기요탱(JI Guillotin)의 이름에서 유래하였다. 단두대를 가리키는 guillotine에는 그의 이름 Guillotin과 달리 끝에 'e'가 붙어 있으나 왜 끝에 'e'가 붙게 되었는지는 분명하지 않다. 의사 기요탱은 의회 연설에서 사형수가 신분과 계급에 상관없이 처형당할 때 고통을 최소화하여 죽게 하자고 주장하였다. 즉, 그동안 서민들은 교수형으로 처형하고 상류 사회 사람들은 칼로 목을 치는 처형 방법으로 차별하였으나 그는 인도적인 차원에서 모든 사형수들에게 기요틴을 사용할 것을 제안하였다. 기요틴을 기요탱이 개발하였다고 알려져 있으나 실제 개발자는 프랑스 외과학회 총무이었던 루이(A Louis)이다. 따라서 처음에는 그의 이름을 따서 단두대를 루이제트 또는 루이존(louisette, louison)이라고 하였다. 그러나 기요탱의 의회 연설이 워낙 인상적이어서 기기 이름도 기요틴으로 바뀌었다고 한다. 기요탱이 죽은 다음 가족들은 Guillotin이라는 가족 이름이 처형 도구의 이름으로 쓰이는 것이 모욕적이라고 하여 이를 바꾸고자 노력하였으나 뜻대로 되지 않았다. 결국 가족들은 자신들의 이름을 다른 것으로 바꾸었다고 한다.

기요틴은 비스듬한 모양의 날이 있는 무거운 도끼가 밧줄에 매달려 있다가 떨어

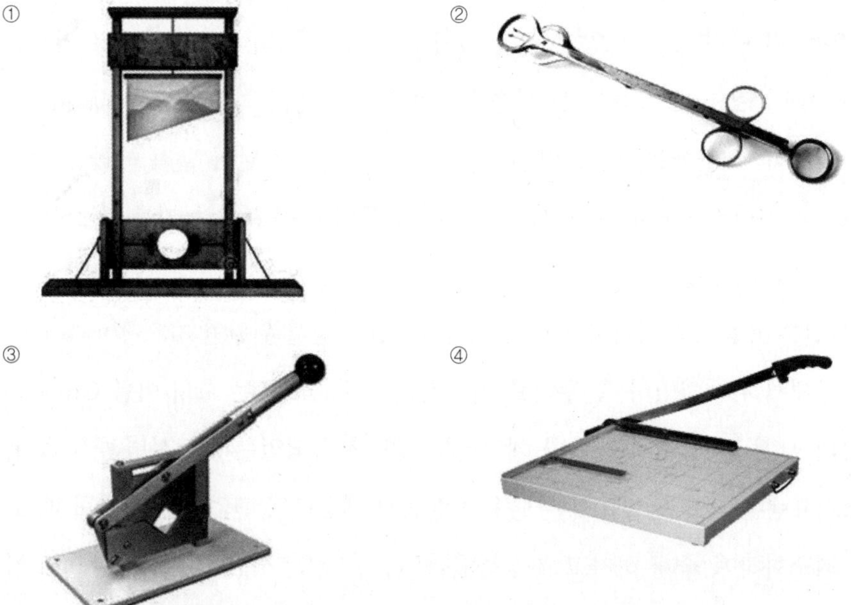

그림 2
다양한 종류의 기요틴. ① 처형용 ② 이비인후과 수술용 ③ 동물 실험용 ④ 종이 절단용

지면서 순식간에 머리를 자르는 장치이다. 기요틴은 프랑스 혁명 당시인 1792년부터 사형 제도가 폐지된 1981년까지 프랑스의 공식적인 처형 방법으로 쓰였다.

당시 칼이나 큰 도끼로 목을 내려치는 처형 방법은 처형하는 사람의 기술(?)이나 그때그때 상황에 따라 단번에 목이 잘라지기도 하였지만 제대로 잘려 나가지 못할 경우 끔찍한 광경이 벌어지기도 하였다. 심지어 돈 많은 사람의 가족들은 칼잡이에게 돈을 주면서 죽을 때 고통이 적도록 단번에 목이 잘려 나갈 수 있게 해달라고 청탁하기도 하였다고 한다. 우리나라에서도 자신의 가족이 처형당할 때 가능한 편하게(?) 숨을 거둘 수 있게 참수斬首를 하는 망나니에게 뇌물을 주기도 하였다고 한다.

기요틴이 처형당하는 죄수의 고통을 최소화시킨다는 것에 대하여는 이견을 제기하기도 한다. 왜냐하면 절단된 머리에서 눈이 깜빡이거나 입술이 떨리고 또 몸통이 움직이므로 한동안 의식이 있다고 보기 때문이다. 그러나 이러한 현상은 의식과 상관없이 일어나는 근육의 수축이라고 보는 것이 맞다고 본다. 물론 다른 방법만큼 머리에 충격이 심하지 않아 의식을 금방 잃지 않기 때문에 그렇다고 생각할 수 있으나 목이 잘린 후 대량 출혈이 동반되므로 몇 초안에 의식은 잃게 된다.

기요틴으로 처형당한 사람들 중에는 루이 16세(Louis XVI)와 왕비 마리 앙투아네트(M Antoinette)도 있으며 프랑스 혁명을 주도한 인물 중 하나인 당통(GJ Danton), 그리고 과학자 라부아지에(Lavoisier)도 이 방법으로 처형당했다.

속설에는 기요틴을 개발한 기요탱 역시 기요틴으로 처형되었다고 하나, 이는 사실이 아니며 그는 1814년에 자연사하였다.

소아청소년과, 정형외과 그리고 영아嬰兒

소아과를 가리키는 pediatrics는 그리스어로 어린이를 뜻하는 pais, paidos와 질병치료를 뜻하는 iatrics(iatrikos 의사 + ics 학문을 나타내는 접미어)가 합해져서 된 용어이다. 같은 ped-로 '발'을 나타내는 그리스어 pes, pedis가 있으나 소아를 뜻하는 ped-와는 상관없다. 최근 소아과를 소아청소년과로 명칭을 바꾸면서 pediatrics & adolescent medicine으로 표기하고 있다. 그러나 이는 그리스어 용어와 영어 용어를 섞어 쓴 것으로 어문학적으로 볼 때 불합리하게 보인다. 청년학青年學, 청소년학青少年學을 뜻하는 그리스 용어로 hebiatrics(또는 ephebiatrics)가 있다. hebiatrics는 hebe(청소년, 사춘기)와 iatrics가 합쳐진 것이어서 어문학적으로 pediatrics와 같은 방법의 표현이 될 수 있다. Hebe는 그리스 신화에 나오는 젊음의 신이다. 따라서 소아청소년과는 pediatrics & adolescent medicine보다는 같은 그리스어 용어를 사용하여 pediatrics & hebiatrics로 쓰는 것이 타당할 것으로 보인다.

정형외과학整形外科學은 뼈와 그 관절 및 부속 구조의 기능 보전 및 회복을 다루는 외과학의 한 분야이다. 이를 가리키는 orthop(a)edics는 학문분야의 특성상 발[足]을 바로 잡는 외과학의 한 분야로 생각하기 쉽다. 그러나 orthopedics는 그리스어 ortho(똑바른)와 어린이를 뜻하는 pais, paid에 학문을 나타내는 접미어 -ics가 합해져서 된 용어이다. 이 용어 중 'ped'가 라틴어 pes, pedis(발)에서 유래되었다고 생각하는 것은 잘못된 것이다. 이 용어에 대하여는 프랑스 의사 안드리(N Andry)가 그의 저서 "L'orthopedie(Orthopedia, the Art of Correcting and Preventing Deformities in Children)"에서 자신이 ortho와 paidos를 합하여 만들었다고 설명하고 있다. 즉 그는 어린이의 기형畸形, 변형變形을 교정하고 예방하는 새로운 방법을 가르치기 위하여 이 용어를 만들었다고 하였다.

태어나서 12~24개월까지의 어린 아이를 infant(젖먹이, 영아嬰兒)라고 한다. infant는 라틴어에서 in-(부정否定을 뜻하는 접두어)과 fans(말하기)가 합해져서 만들어진 용어이다. 어린아이는 보통 2세가 넘어 말을 하기 시작한다. 따라서 이보다 어린 아이는 말을 하지 못한다고 해서 붙여진 용어이다. 프랑스어의 enfant과 같다. 이탈리아어로는 bambino이며 이는 '말을 더듬다, 웅얼거리다'라는 그리스어 bambaim에서 유래된 말로서 infant와 서로 통하는 점이 있다.

사춘기를 가리키는 puberty는 라틴어 pubertas(성인成人의 나이에 이름), pubes(결혼할 나이로 성장한, 생식기 부위에 털이 자라남 또는 털이 자라나는 시기)에서 유래되었다. 어원으로 볼 때 이 용어는 생식기 부위에 털이 나타나서 성인으로서 남자와 여자로서의 생生이 시작되는 시기를 말한다. 같은 어원으로 puberscent(사춘기의)는 사춘기에 다다른, 생식기 부위에 솜털이 덮인 상태를 뜻한다.

물리학과 생리학, 그리고 물리학자와 내과 의사

물리학 physics는 생물 현상 이외의 자연 현상을 양적量的으로 파악하고 자연법칙을 엄밀한 수학적 형식으로 표현함으로써 자연의 논리성을 탐구하는 자연 과학의 기본적인 한 분야이다. physics는 physis에 '학문, 지식'이라는 뜻의 접미어 -ics가 결합된 것이다. 이는 그리스어로 자연 nature라는 뜻의 physis에서 유래된 physika가 라틴어 physica, 옛 프랑스어 fisique, 중세 영어 fisyk(e)를 거쳐 생긴 용어로서 자연 과학이라는 뜻이다. physics는 18세기 말까지만 하더라도 자연철학을 가리키는 데 사용되었다. 라틴어 nature는 '태어나다'라는 natus에 행위, 결과, 도구를 뜻하는 축소형 접미어 -ure가 결합된 것으로 출생, 특성, 자연의 질서, 세계를 뜻하며 생체의 회복력, 성장, 생명법칙, 자연을 뜻한다.

이에 비하여 생리학 physiology는 생체의 기능과 거기에 관련된 물리학적, 화학적 요소 및 과정을 취급하는 학문이다. physiology는 physis에 '지식, 과학'이라는 logos 그리고 명사형 접미어 -y가 합쳐진 것이다. 이 용어는 '생체의 정상 기능에 관한 연구 분야'라는 의미로 16세기 프랑스 의사 페르넬(J Fernel)이 만들었다.

원래 physiologia는 자연과 사물의 기원 등 자연 과학 모든 분야를 다루는 학문이었으나 학문 분화에 따라 18세기 중반 이후 현재와 같이 생체 기능을 다루는 학문에 국한하여 사용하게 되었다. 스위스의 해부학자이자 생리학자인 할러(A von Haller)는 생리학의 기초를 세우고 생리학 교과서를 출판하였는데, 그를 현대 생리학의 아버지로 일컫는다.

그리스 사람들에게 physis(자연)는 생물학, 의학을 포함하여 모든 자연 과학을 일컫는 용어이다. 따라서 physic은 14세기까지만 하더라도 물리학은 물론 의료 기술을 포함하는 분야이었다. 의료 기술 중에는 특히 내과적 질병 치료 기술을 가리켰다.

그리스어 physikos는 '자연' 또는 '자연의 법칙'을 가리킨다. physikos가 영어로 들어오면서 physics와 physic 두 개의 단어가 생겨났다. 즉 physics는 물질과 에너지를 다루는 과학의 한 분야를 가리키고, physic은 의료 기술, 내과학과 같은 의미로 쓰였다. 그러나 이제는 physic을 '의료'의 뜻으로는 거의 쓰지 않는다. 현재 physic은 '넓은 뜻으로 의료 행위를 하는 사람 그리고 좁은 뜻으로 내과 의사'를 지칭하는 physician에만 쓰이고 있다. physician은 '재능을 갖고 있거나 기술을 가진 사람'이라는 뜻의 접미어 -ian이 physic에 합쳐진 용어로 옛 프랑스어 fisicien에서 유래되었다. fisique는 치료 기술, 의학을 뜻하는 동시에 자연 과학을 가리켰다. 13세기 초까지 fisicien은 치료하는 사람, 의사, 현명한 사람의 뜻으로 쓰였다. 한편으로 physic은 약물, 특히 설사를 하게 하는 하제下劑를 가리키기도 하였다.

physics를 다루는 사람, 즉 물리학자는 physicist라고 하며 '사람, 원칙, 학문'을 뜻하는 접미어 -ist가 physics에 합쳐진 것이다. 이 용어는 영국의 석학이자 목사인 휴얼(W Whewell)이 의사를 가리키는 physician과 구분하기 위하여 만든 용어이다. 그러나 영어와 달리 현대 프랑스어로 physicien은 물리학자를 말한다.

woman과 female은 man과 male로부터 온 것이다(?), 그리고 빵과 귀족

sex는 성性, 남성과 여성을 구별하는 성별의 뜻으로 쓰이는 동시에 성적 매력이나 성관계를 뜻하기도 한다. 하지만 요즘 대부분 sex는 후자의 뜻으로 많이 쓰이고 있다. sex의 어원은 확실하지 않지만 주로 인정되는 것은 라틴어 sexus에서 유래되었다는 것으로, 이는 '구분하다, 나누다'라는 secare와 관계있다. 이와 관련하여 '자르기, 분할'이라는 section도 같은 어원으로 설명한다. 즉, sex는 생명체를 그 특성에 따라 남성과 여성으로 구분한다는 것을 뜻한다. 라틴어로 sex는 영어의 six(6, 여섯)라는 뜻으로 sexagenary(60), sexennial(6년의, 6년마다)같이 주로 접두어로 쓰고 있으며 성, 성별이라는 영어의 sex와는 상관없다.

남자/남성과 여자/여성을 가리키는 용어 man과 woman 그리고 male과 female을 보면 공교롭게도 남자라는 용어 man과 male 앞에 특정 접두어 같은 wo- 와 fe-가 붙어 있다. 이는 마치 woman과 female이 man이나 male에서 유래되었을 것이라는 느낌이 든다. 그러나 어원으로 보면 남자와 여자를 가리키는 두 가지 단어는 완전히 별개의 용어이다.

우선 male을 보면 이는 라틴어로 '남성'이라는 mas의 축소형이자 형용사형인 masculus가 옛 프랑스어 masle을 거쳐 현대 프랑스어 mâle로 되어 영어에 쓰이는 것이다.

이에 비하여 female은 라틴어로 여성을 가리키는 femina의 축소형인 femella에서 유래되어 옛 프랑스어 femelle가 영어로 된 것이다. 이는 라틴어로 '젖을 먹다, 젖을 먹이다'라는 felara, 그리스어로 유방을 가리키는 phele와 관련 있다고 보고 있다.

male과 female은 원래 사람에게 적용한 용어였으나 차츰 암수를 구별하는 뜻으로 동물이나 식물에도 적용되고, 나아가 일반 사물에도 적용되고 있다. 예를 들어, 두 개를 연결하여 결합하는 나사 같은 경우 원통의 표면에 홈을 판 나사를 수나사라고 하고 이와 반대로 원통 내면에 홈을 판 나사를 암나사라고 한다. 전기기구의 경우 소켓과 핀을 각각 암수로 구분하여 일컫는다.

man은 원래 사람, 인류를 가리키는 일반 용어이었으나 차츰 성인 남자를 국한하여 가리키고 있다.

그러나 woman의 경우 옛 영어 wimman으로 이는 '여성'이라는 뜻의 wif(wife)와 남녀 모두를 가리키는 '사람'이라는 일반 명사 man이 합쳐진 wifman이 변하여 된 것으로 말뜻 자체는 여성 인간이다.

female, woman과 같이 사용되고 있는 용어가 wife와 lady이다. wife는 원래 여성을 뜻하는 wif에서 나온 것이며 결혼한 여성을 배우자 남편과 관련지을 때 사용하는 용어이다. 그러나 1960년대부터 여성 해방 운동이 일어나면서 점점 그 사용이 제한되고 있다. 현재 wife가 쓰이고 있는 단어는 midwife(mid는 '함께'라는 뜻으로 산모와 함께 하는 여자라는 뜻이다)로서 여성의 출산을 돕는 조산원, 산파를 말한다. 영국의 일부에서는 아직도 산과産科 obstetrics를 midwifery라고도 한다.

lady는 신분이 높거나 교양 있는 여성을 가리키며 영국에서는 귀족의 부인 또는 그 딸을 가리킨다. 이는 집안의 안방마님, 귀족(lord)의 부인을 가리키는 옛영어 hlæfdige에서 유래된 말로서 빵 한 덩어리를 가리키는 hlaf[loaf]와 반죽이라는 dige[dough]가 합쳐진 것이다. 즉 어원으로 볼 때 lady는 '빵 반죽을 하는 사람'을 말한다. 즉, 중세 가정에서는 빵이 매우 중요하였으며 빵을 공급하는 사람은 그 집안을 관장하는 가장 위엄 있는 사람이어서 생겨난 용어이다.

lady와 마찬가지로 귀부인의 남편인 귀족 lord도 hlaef에서 유래되었다. 즉, lord는 옛 영어로 hlaford, hlafweard이며 집안의 가장 높은 어른을 말한다. 이는 hlaf와 '지킴이, 파수꾼'이라는 weard가 합쳐진 것으로 '빵을 지키는 사람'이라는 뜻이다. 빵을 만드는 안방마님뿐만 아니라 가족의 끼니를 책임져야 하는 집안 어른이 매우 중요하기에 만들어진 단어이다.

호박과 전기, 그리고 전자

호박琥珀은 나무 송진의 화석으로 그 색깔이 곱고 아름다워 신석기 시대부터 사람들의 사랑을 받아 왔다. 호박에 대한 최초의 기록은 호머의 오디세이(Odyssey)에 나오는 '호박이 달린 금목걸이'라는 표현이다. 현재까지도 보석으로 여러 가지 장식에 널리 쓰이고 있음은 물론 향수 첨가물로 사용되고 민간요법에서도 쓰이고 있다. 호박은 소나뭇과 나무의 수액인 송진에서 만들어진다. 실제로 호박을 문지르거나 태우면 송진 냄새가 난다. 처음에는 액체이나 많은 양이 굳어지면서 생긴 것이어서 호박의 다른 라틴어 이름은 수액, 즙이라는 뜻의 succinum이다. 에너지 생성에 기본이 되는 구연산회로(citric acid cycle, Krebs cycle)에 관여하는 호박산 succinic acid는 호박에서 처음 얻었기에 붙여진 이름이다.

호박은 각종 장식과 담배 파이프를 만드는 데 사용하여 왔다. 특히 터키 사람들은 호박이 병을 옮기지 않는다고 믿었는데, 이는 담배 파이프를 돌려가면서 피는 습관을 가진 터키 사람들에게는 중요한 것이었다.

호박 amber는 아라비아어 anbar, 라틴어 ambar에서 나온 것이다. 그러나 그리스어로는 elektron, 라틴어로는 electrum이며 이는 '빛나는 태양'이라는 뜻을 가지고 있다. 이는 그리스 신화에서 태양의 신인 헬리오스(Helios)의 아들 파에톤(Phaeton)이 살해당했을 때 슬픔에 잠긴 여동생들이 포플라 나무가 되고 그 흘린 눈물이 호박이 되었다는 데에서 유래되었다. electrum은 금과 은의 합금을 가리키기도 하며 이는 그 합금의 색깔이 맑고 연한 노란색이기 때문이다.

기원전 600년 탈레스(Thales of Mitetus)는 호박을 고양이털에 문지르면 주변의 가벼운 물체가 끌려오는 것을 관찰하였으며 이것이 전기에 대한 최초의 발견이다. 16세기 영국의 의사이자 자연철학자인 길버트(W Gilbert)는 호박을 문지를 때 나타나는 정전기를 호박 elektron과 비슷하다고 하여 electricus라고 이름 붙였다. 이에 연관하여 현재 사용하는 전기라는 용어 electric, electricity가 17세기 중반부터 쓰이고 있다. 전자 electron은 공교롭게도 호박의 그리스어인 electron과 같지만 이는 19세기말 아일랜드 물리학자 스토니(GJ Stoney)가 전기 electr(ic)에 전하를 띤 입자를 뜻하는 접미어 -on을 붙여 만든 것으로 호박과는 상관없다.

병원과 호텔, 그리고 안식처와 요양소

환자를 돌보거나 진찰하는 곳을 가리키는 용어로 hospital, infirmary, clinic, asylum, sanatorium, sanitorium 등이 있다.

병원이라는 hospital은 라틴어 hospitalia(객지(客地) 사람이나 손님을 위한 아파트 · 숙소), hospes(방문객 또는 방문객을 접대하는 사람)와 프랑스어 hospitale(방문객을 받는 저택)에서 유래되었다. 이와 비슷한 파생용어로서 hospice(여행자를 위한 수도원 숙박소, 말기 환자 진료 · 수용 시설), hostel(자선 단체에서 운영하는 쉼터), hotel 등이 있으며 모든 용어가 손님, 방문객을 맞는 것과 관련 있다. hospital은 환자를 맞이하거나 받아서 묵게 하는 호텔(hotel), 호스텔(hostel)이라는 뜻이 된다. 유명한 노트르담 성당(Notre-Dame: '우리들의 귀부인'이라는 뜻으로 성모 마리아를 뜻한다) 옆에 있는 파리 최초의 종합 병원인 오텔 디외(Hotel-Dieu)는 651년에 지어졌으며 '하나님의 숙박소'라는 뜻을 가지고 있다. 오텔 디외는 프랑스뿐 아니라 세계 의학 발전에 큰 공헌을 하였으며 이곳에서 일했던 연구가와 임상 의사로는 비샤(Bichat), 뒤퓌트랑(Dupuytren), 하트만(Hartmann), 트루소(Trousseau), 파레(A Paré) 등이 있다. 특히 파레는 외상 치료, 야전 병원 제도, 외과학, 법의학 확립 등에 큰 기여를 하였으며 "치료는 내가 하지만 낫게 하는 것은 하나님이다."라고 한 말은 유명하다.

영국에서 많이 쓰는 infirmary는 우리 용어로는 진료소, 의무실, 작은 병원으로 되어 있으나 실제로는 대형 종합병원이 많다. 이는 16세기 프랑스어 'enfermerie'에서 영어로 쓰이게 되었으며 라틴어로 '허약한 사람을 위한 곳'이라는 뜻의 infirmus (in- '아닌, 부정'을 나타내는 접두어 + firm 강한, 튼튼한, 단단한)에서 유래되었다. 이는 신체나 마음이 건강하지 못함을 뜻하며 나아가 허약한 사람을 돌보아 건강을 되찾고 강해지게 하는 곳을 말한다. 과거에는 좋은 치료를 받을 수 있는 (사립) 병원에 대비하여 가난한 사람을 치료하는 곳을 가리켰다.

환자 진료를 위한 곳 clinic은 그리스어 kline(병상, 침상), 라틴어 clinicus(강의실이 아닌 병상 옆에서 학생들에게 가르치는 의학 교육), 프랑스어 clinique(임상, 진료소)를 거쳐 영어에 도입되었다. 현재 clinic은 입원 환자 병상 옆에서 실제적인 문제를 학생들에게 교육하는 것(임상 교육)과 외래 환자들을 진료하는 곳(진료소)의 두 가지 뜻으로 쓰인다.

병원과 달리 치료를 하기보다는 환자나 약한 사람을 보호 수용한다는 느낌을 주는 용어로 asylum과 sanatorium이 있다. asylum은 라틴어로 '피신처, 안식처'라는 뜻이며 이는 그리스어로 '체포할 수 없는 곳, 법의 추격을 당하고 있는 혐의자가 잠정적으로 보호를 받는 장소'라는 뜻의 asylon(a-없는 + syle 체포할 권리)에서 유래되었다. 고대 그리스의 일부 사원寺院은 죄를 짓고 피신한 사람이나 노예를 보호할 수 있는 권리가 있었다. 우리나라에서도 반정부 운동을 하던 사람들이나 죄를 지어 체포될 위기에 처한 사람들이 천주교 성당에 피신한 것을 많이 볼 수 있었다. 여기에서 '모든 종류의 피신처, 보호소'의 뜻으로 확대되었으며 '고아원, 정신질환자 보호소'의 뜻으로도 사용한다.

sanatorium(요양소)은 병들어 허약해진 환자의 건강 증진을 위한 시설을 말하며 이는 라틴어 sanare(병을 고치다)와 orium(장소)이 합해진 것이다. 철자가 다르지만 비슷한 뜻으로 사용하는 용어로 sanitarium이 있으며 이는 라틴어 sanitas(건강한 상태)에 orium(장소)이 붙은 것이다. sanatorium은 sanitarium에 비해 병원 기능보다 휴양소의 개념이 강하다고 하기도 한다.

몸이 약한 사람 또는 환자가 머무르는 곳과 달리 건강한 사람이 피로를 회복할 때 주로 이용하는 스파(spa)가 있다. 이는 광천鑛泉이 있는 휴양지 또는 온천을 이용한 자연 건강 치료를 할 수 있는 호텔 숙소를 말한다. 14세기부터 벨기에의 리에주(Liege) 지역에 철분이나 유황을 함유한 광천수로 유명한 Spa라는 온천 도시가 있었으며 스파는 이 도시이름에서 따온 용어이다. 이곳은 16세기부터는 질병 치료 효과가 있다고 소문이 났었다. 1717년 러시아의 표트로 대제(Peter the Great)는 그곳 온천에 펌프 시설을 갖추고 온천수를 뽑아 올렸으며 이곳은 가장 유명한 온천 지역이 되었다. 현재는 광천 및 광천 휴양 시설에 대한 일반 용어로 쓰인다.

2 의학과 관련한 일반 용어

동생에게 엄마젖을 빼앗겨 영양실조에 걸린 아이

특정 지역에 주로 나타나는 질병의 경우 질병 이름이나 상태를 영어로 그대로 옮길 수 없는 경우가 많다. 유럽 여러 나라들이 탐험이나 식민지 개척을 위하여 다른 나라에 갔을 때 그곳의 풍토병이나 약용 식물을 많이 보게 되었다. 그 중에도 아프리카 언어 중에 의학 용어로 쓰이고 있는 용어 몇 가지를 소개한다.

크와시오르코르(kwashiorkor)는 심한 영양 결핍 상태의 어린이를 말한다. 이는 서아프리카 가나의 언어로 '강제로 밀려난 아이' '붉은 아이'를 뜻한다. 먹을 것이 부족한 상태에서 어린이 또는 영아가 취할 수 있는 유일한 영양 공급원, 특히 단백질 공급원은 모유母乳이다 그런데 피임에 관한 지식이 제대로 없던 시기에 아프리카에서는 젖을 떼지 않은 아이가 있는 상태에서 어머니가 다음 아기를 임신하는 경우가 많았다. 그런 상태에서 새 아기가 태어나면 그때까지 젖을 먹던 아이는 더 이상 젖을 먹지 못하고 강제로 젖을 떼게 되면서 영양 결핍 증상이 나타난다. 이때 그 아이에게 나타나는 성장 지연, 빈혈, 간 손상, 피부와 머리카락 변색, 단백질 결핍으로 인한 복수腹水 등의 영양 결핍 상태를 크와시오르코르라고 한다.

뎅기(dengue)는 아프리카 스와힐리어로 갑작스런 통증 또는 발작을 뜻하는 ki-dinga(kidingapopo)에서 유래되었다고 한다. 다른 설명으로는 이에 병에 걸린 사람들이 심한 근육통과 관절통으로 자세가 일그러지고 움직이기 싫어하는 관계로 그 모습이 마치 얌전 빼거나 잘난 체하는 것으로 보여, 스페인어로 이를 뜻하는 denguero에서 유래되었다고 하기도 한다. 감염성 발진성의 열병으로 심한 두통, 근육통, 관절통이나 인후염을 동반한 종창腫脹이 특징이다. breakbone fever, dandy fever, polka fever라고도 한다.

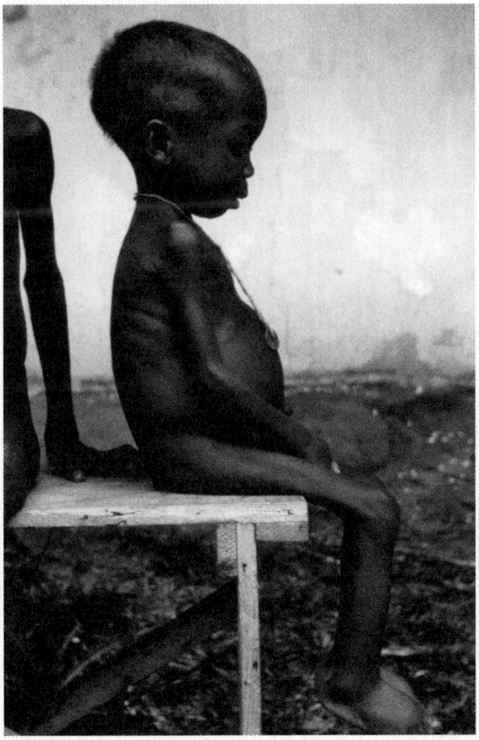

그림 3
크와시오르코르는 동생이 태어나 어머니의 젖을 더 이상 먹을 수 없는 아이들에게서 나타나는 영양 결핍 상태이다.

우아바인(ouabain)은 강심배당체強心配糖體(심근에 직접 작용하여 강심 작용을 보이는 식물 성분)로 digitalis(디기탈리스의 씨와 잎으로 만든 강심제)와 비슷한 작용을 가진 약물이며 *Strophantus gratus*(그리스어 strophos 꼬아 만든 끈 + anthos 꽃)에서 추출한 것이다. ouabain은 이 식물의 소말리아 이름인 waba yo를 프랑스어로 표기한 것에서 유래되었다. 이 물질은 아프리카에서 화살에 묻혀 사냥할 때 사용하였으며 영국 약리학자 프레이져(T Fraser)가 이의 강심 작용을 발견하였다.

아프리카 수면병睡眠病(trypanosomiasis)을 옮기는 것이 tsetse fly(체체파리)이다. 이 파리는 Glossina 속의 아프리카 파리의 일종으로 이 파리가 날아다닐 때 '째째', '체체' 같은 소리를 낸다고 하여 아프리카 원주민이 사용하던 소리 말에서 따온 이름이다.

근시近視는 눈을 감아야 보인다?
눈과 관련한 용어

사물을 보기 위해서는 눈에 들어오는 광선이 정확히 망막網膜에 초점이 맞춰져야만 한다. 여기에는 여러 가지가 관여하지만 기본적으로 들어오는 빛의 양을 조절하는 홍채虹彩와 동공瞳孔, 그리고 초점을 맞추는 렌즈가 중요하다.

홍채는 각막角膜 뒤편에 동공을 둘러싸고 있는 색소를 가진 동그라미 모양의 막膜으로 동공의 크기를 조절한다. 홍채를 가리키는 iris는 무지개를 뜻하며 그리스 신화에서 천국의 여왕인 헤라(Hera)의 시녀로 황금 날개를 가지고 있는 아이리스(Iris) 이름에서 따왔다. 아이리스는 신의 뜻을 사람에게 전해 주는 전령이며 무지개는 하늘과 땅을 이어 주는 통로로 간주되었다. 즉, 아이리스는 무지개가 의인화된 것이다. 덴마크 출신의 프랑스 해부학 교수 윈즐로(B Winslow)가 홍채의 색깔이 무지개같이 다양하다고 하여 이 용어를 사용하였다. 영국 과학자 테난트(Tennant)가 발견한 원소 이리듐(iridium) 역시 이 원소를 염산에 녹이면 매우 다양한 색깔이 나온다고 하여 붙여진 이름이다.

동공을 가리키는 pupil은 원래 라틴어로 작은 인형(pupa 인형 + 축소형 접미어 illa 여성형/illus 남성형)을 뜻한다. 이 용어는 다른 사람의 눈을 아주 가까이 볼 때 자신의 영상이 반사되어 작게 보이는 데서 유래되었다고 설명하고 있다. 동공을 가리키는 다른 용어로 그리스어 kore(소녀, 인형)가 쓰이고 있다. 예를 들면 anisocria(동공부동증瞳孔不同症: an-아닌 + iso 같은 + kore 동공 + ia 상태)가 있으며 이는 양쪽 동공의 크기가 서로 다른 것을 말한다.

동공이 커지는 것 또는 작아지는 것을 가리키는 용어로 산동散瞳(mydriasis)과 축동縮瞳(miosis, myosis)이 있으며 이 두 용어는 서로 비슷하게 보이나 완전히 다른 어원을 갖고 있다.

myosis는 그리스어 myein(감다, 닫다)에서 유래된 것으로 고대로부터 장기臟器의 크기가 작아지거나 수축되는 것을 가리키는 일반 용어로 쓰였으며 주로 눈동자(동공)크기가 작아지는 것에 쓰였다. myotics(miotics, 축동제縮瞳劑)는 동공의 크기를 작게 하는 약물이다. 이에 비해 mydriasis는 그리스어로 '벌겋게 달은 쇳덩어리, 붉고 뜨거운 덩어리'를 뜻하는 mydros에 상태를 나타내는 접미어 -iasis가 붙은 것이다. 히포크라테스는 이 용어를 상처 부위나 조직을 뜨거운 쇠(또는 약물, 요즘은 외과 수술에서 전기도 사용한다)로 태우거나 지지는 소작술燒灼術(cauterization)에 사용하는 벌겋게 달군 쇠 또는 돌을 가리키는데 사용하였다. 마취도 하지 않은 상태에서 뜨거운 쇠로 소작할 때 공포에 질려 눈동자도 확대되었기 때문에 이 용어를 썼다. 그러나 차츰 이 용어는 뜨거운 쇠와 상관없이 눈동자가 커지는 것을 가리키는 용어로 쓰이게 되었다. 아트로핀(atropine) 같은 항콜린성 약물이나 페닐에프린(phenylephrine)같이 동공을 크게 하는 약물을 mydriatics(산동제散瞳劑)라고 한다.

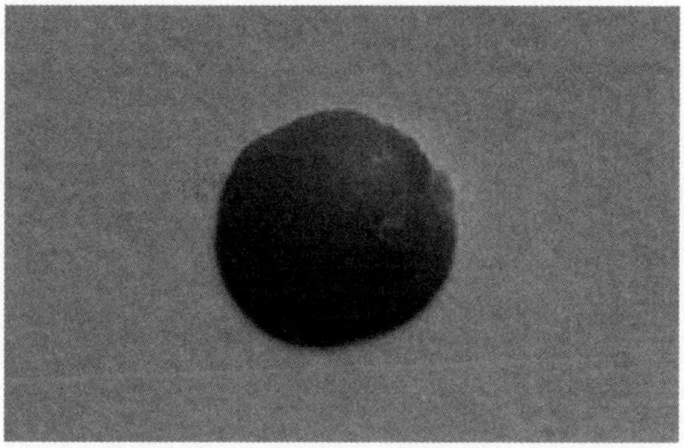

그림 4
렌즈는 그 모양이 렌틸콩과 비슷하여 이름 붙여졌다.

근시近視란 눈에 들어오는 광선이 망막網膜보다 앞쪽에 초점이 맞춰지는 굴절 이상屈折異常을 말한다. 그런데 고대 그리스 사람들은 근시안을 가진 사람이 눈을 반쯤 감으면 먼 물체가 잘 보인다는 특징을 관찰하였다. 근시를 가리키는 myopia는 그리스어로 '눈을 감다, 닫다'라는 뜻의 myein에 '눈'이라는 ops와 상태를 나타내는 접미어 -ia를 합하여 만들었다.

렌즈(lens)는 초점을 망막에 맞추게 한다. lens는 라틴어로 렌즈콩(렌틸콩, *Lens culinaris*)이라고 하는 식물의 씨로 양면이 볼록한 모양이다. 고대인이 가장 잘 알고 있는 렌즈는 눈이었기에 렌즈콩의 모양과 크기가 눈의 렌즈와 비슷한 렌즈콩에서 이름을 따서 붙였다. 그리스어로는 렌즈콩을 phakos라고 하며 이 역시 aphakia(무수정체증無水晶體症)에서와 같이 의학 용어에서 렌즈를 가리키는 용어로 사용되고 있다.

렌즈에 의해 만들어진 영상을 받아들이는 부분이 망막(retina)이다. 이는 안구眼球의 3층 중 가장 내부에 위치하며 초자체硝子體(수정체와 망막 사이의 안구 속을 채우고 있는 반고체의 투명한 물질)를 둘러싸고 후방에서 시신경과 연결된다. 망막에 대하여는 기원전 340년 헤로필루스(Herophilus)와 크리시푸스(Chrysippus)가 이의 구조를 기술하였으나 고전 라틴어에는 없는 용어이며, 갈렌(Galen)이 처음 사용하였다. 이의 구조가 혈관 그물과 비슷하다고 하여 라틴어 rete(그물)에 형용사를 뜻하는 접미어 -ine를 합하여 만들어진 용어이다.

녹내장綠內障(glaucoma)은 안압眼壓의 상승으로 인한 시신경視神經의 손상으로 시야가 좁아지는 병이다. glaucoma는 그리스어 glaukos(어슴푸레 번쩍이는 빛, 특히 바다의 표면에 빛이 반사되어 은빛으로 번쩍이는 빛, 청록색)에 '부풀어 오름, 종양, 종기'를 뜻하는 접미어 -oma가 합쳐진 것이다.

비슷한 이름의 백내장白內障 cataract는 렌즈의 투명도가 없어지고 뿌옇게 혼탁해진 상태이며, 이는 그리스어 kata(아래로)에 '빠르게 떨어짐'을 뜻하는 rrhaktes가 합쳐진 것이다. 즉, kataraktes/katarrhaktes는 폭포, 빠른 속도로 떨어지는 것 그리고 문이나 (덧)창窓이 아래로 닫히는 것을 말한다. 실제 백내장과 폭포와는 관련성을 짓기 어렵다. 따라서 아래위로 여닫는 수문水門이나 성문城門 또는 덧문이 닫힐 때와 같이 시야가 가려진다는 의미로 해석된다. 다른 설명으로는 '덮다, 덧붙이다'라는 그리스어 katarraptes에서 유래되어 katarapt가 cataract로 잘못 변환되었다고도 한다.

1709년에 프랑스의 브리소(M Brisseau)가 녹내장과 백내장을 구분하기 전까지는 녹내장과 백내장을 구분하지 않고 녹내장으로 총칭하였다.

안구진탕眼球震盪, 즉 '눈떨림'을 가리키는 nystagmus는 그리스어 nystakes(꾸벅꾸벅 졸다. 졸면서 고개를 흔들거리다)에서 유래되었다. 즉, 졸릴 때 머리를 끄덕이는 것과 자신의 뜻과는 상관없이 안구가 빠르게 움직이는 상태와 비슷하다고 하여 붙여진 용어이다.

시야의 일부 구역(점)으로 시력이 없는 곳을 암점暗點 scotoma라고 한다. 이는 '어지러움(증)'을 뜻하는 그리스어 skotoma에서 유래된 것으로 skotoma는 '어둠, 암흑'을 뜻하는 skotos로부터 나왔다. 일부 구역(점)의 시력이 없거나 약할 때 심한 어지러움(증)과 비슷한 증상이 생기기 때문이다.

원시遠視 또는 근시近視를 교정하거나 강한 자외선으로부터 눈을 보호하기 위하여 안경을 쓴다. 고대인들은 렌즈나 물을 채운 유리 공을 이용하여 물체를 확대하여 보았으며 블록렌즈를 사용하여 빛을 모아 불을 만들었다. 안경은 일반적으로 이탈리아 수도사인 스피나(AD Spina)가 1285년에 발명하였다고 하나, 비슷한 시기에 살았고 1317년에 죽은 아르마티(Sd Armati)의 묘비에는 '여기 안경을 발명한 아르마티가 누워 있다. 하나님이 그의 죄를 용서하시리'라고 기록되어 있다. 그림에 안경이 처음 나타나는 것은 이탈리아 트레비소에 있는 산 니콜라(San Nicola) 교회에 걸려 있는 추기경 휴즈(Hughes)의 초상화이다. 안경을 glasses로 보통 쓰나 spectacles라고도 한다. spectacles는 라틴어 spectare(보다, 바라보다)로부터 나왔으며 이는 specere(보다)에 '장소 또는 수단, 도구'를 나타내는 접미어 -cle이 붙은 것이다. 단수 spectacle로 쓰면 '구경거리, 볼거리'를 뜻하며 복수 spectacles로 쓰면 '시력을 돕기 위한 기구, 도구'를 뜻한다.

치즈와 혈청, 그리고 혈루병을 고친 예수

치즈를 만들기 위하여 보통 우유를 약간 산성화시킨 다음 되새김 동물의 위에 있는 레넷(rennet)이라는 효소를 첨가하여 응고시킨다. 그 다음 응고된 부분을 가지고 여러 가지 치즈 형태를 만들게 된다. 이는 우리가 두부를 만들 때 콩을 갈은 다음 간수를 넣어 엉기게 하는 것과 같은 과정이다. 우유를 응고시키면 응고되고 남은 액체가 있으며 이를 serum 또는 whey(훼이, 유장乳漿)라고 한다.

훼이는 부피에 있어서는 우유의 85~90%를 차지하고 우유가 가지는 영양소의 50~70%를 포함하고 있어 영양적으로 우수하다. 훼이 제품은 유아용 조제유, 이유식 등의 중요한 원료로 쓰이고 있다.

혈액이 응고될 때에도 혈구 성분과 맑은 액체인 혈청(serum)으로 분리된다. 이렇게 혈액이 응고되고 난 다음 분리되는 액체가 치즈를 만들 때 우유가 응고된 다음 분리되는 액체와 비슷하다고 하여 혈청을 serum으로 부르게 되었다.

혈액과의 관계를 나타내는 접두어 또는 어간으로 hem, hema, hemato, hemo를 쓰며 이는 그리스어로 혈액이라는 haima에서 온 것이다. 예를 들면 hematopoiesis(조혈造血: poiesis 생산), hematemesis(혈액구토: emein 토하다, esis 상태), hemoglobin(혈색소, 헤모글로빈), hemolysis(용혈溶血, lysis 파괴, 용해), hemoptysis(객혈喀血, ptysis (침을)뱉다, (피를)토하다) 등등이 있다.

빈혈이라는 anemia는 '없다'라는 뜻의 접두어 an-에 '혈액' em(<haima)과 '상태'라는 접미어 -ia를 합하여 만든 것이다. 용어 자체는 혈액이 없다는 뜻으로 적혈구 또는 혈색소(헤모글로빈)가 감소되고 부족한 상태인 빈혈과는 의미에 차이가 있다.

지중해 연안의 혈통을 가진 사람에게서 주로 나타나는 유전성 용혈성溶血性 빈혈로 지중해빈혈이라는 thalassemia가 있다. 그리스어로 thalassa는 바다이며 여기에 haima와 -ia가 합쳐져 만들어 진 용어이다. 그리스 사람들에게 바다는 곧 지중해이었으므로 이 병이 바다 연안에 사는 사람들에서 주로 나타난다고 하여 이름 붙였다. 그러나 실제로는 지중해 연안 사람들에게서만 주로 나타나며 다른 바다 연안 사람들에게서는 나타나지 않는다.

우리는 종종 응급으로 Rh(-) 혈액을 구한다는 긴급 방송을 들을 때가 있다. 1939년 ABO 혈액형이 맞는 혈액을 수혈했는데도 불구하고 적혈구가 파괴되는 현상이 처음 보고되었다. 이듬해 미국 의사 란드스타이너(K Lansteiner)와 위너(AS Wiener)는 용혈 반응을 일으키는 항원을 인도 마카크(macaque) 원숭이인 레수스(rhesus) 원숭이의 적혈구로 토끼를 면역시켜 얻었고 이를 레수스 원숭이의 이름을 따서 Rh인자라고 이름 붙였다. 이 인자가 있고 없음에 따라 Rh(+), Rh(-)로 표시한다. Rh(-)인 사람은 매우 드물어 우리나라에는 전체 인구의 0.3% 정도밖에 되지 않는다. 따라서 이런 사람은 수술 등 수혈이 필요할 경우 Rh(-)인 혈액을 미리 확보하는 것이 중요하다. Rhesus는 호머의 '일리아드'에 나오는 전설적인 트레이스(Thrace) 왕의 이름이며 이 왕의 이름이 원숭이 이름에 붙여진 이유는 확실하지 않다.

전체 혈액에 대한 적혈구의 용량비容量比를 헤마토크리트 hematocrit이라고 한다. 이 용어는 hemato(혈액)에 '분리하다'라는 krinein이 합쳐진 용어이다. 그런데 이 용어는 원래 혈액을 혈액 세포와 혈장(또는 혈청)으로 분리하기 위한 소형 원심분리기를 뜻하였으나 현재의 뜻으로 바뀌어 쓰이고 있다.

성경에는 예수가 행한 많은 이적異蹟이 기록되어 있으며, 특히 질병을 고치는 이적이 많이 나온다. 그 중 열두 해를 혈루증으로 앓아 온 한 여자가 예수의 옷에 손을 대자 그의 혈루 근원이 곧 마르고 병이 나은 줄을 몸에 깨달았다고 하였다(마가복음 5 : 25~29). 이 여인의 병명이 혈우병(hemophilia)인지는 확실하지 않으나 내용으로 보면 비슷할 것으로 생각된다. hemophilia는 hemo에 '사랑'을 뜻하는 philos 그리고 '(병적) 상태'를 나타내는 접미어 -ia로 구성된 용어이다. 이는 제VIII 혈액 응고 인자가 선천적으로 결핍되어 나타나는 출혈성 질환이며 옛 히브리 시절부터 알려져 있었다. 즉, 유대 율법 탈무드에는 할례 의식을 거행한 후 출혈로 사망한 아들이 둘이 있는 집안의 경우 다른 아들은 할례를 행하지 못하게 하였다. 즉, 가족력이나 유전성 질환이 있다는 것을 인식한 것이며 여기에서 philos는 '사랑'이라는 뜻 보다 '경향'의 뜻으로 보는 것이 타당하다.

10cm 크기의 모기(?) 그리고 팔레스타인 가자 지구와 거즈

의료용으로 쓰이는 기구들 중에는 독특한 어원을 가진 이름들이 많다.

bougie(부우지, 확장기)는 가늘고 말랑말랑하며 쉽게 구부려지는 원통형 기구로서 좁아진 요도尿道나 식도食道를 확장하는 데 쓰인다. 고무, 플라스틱 또는 금속으로 만들어져 있으며 여러 가지 굵기가 있다. bougie는 프랑스어로 가느다란 (양)초를 뜻한다. 그렇다고 초를 확장 기기로 사용한 것은 아니고 확장기의 끝 부분이 아랫부분보다 가늘다는 데서 유래한 용어이다. 부우지(Bougie)는 알제리의 항구 도시 베자이아(Béjaïa)의 옛 이름으로 프랑스 식민지 당시에 쓰던 이름이다. 이렇게 이름이 붙은 것은 베자이아가 (양)초의 재료가 되는 밀랍 무역의 중심이었기 때문이다.

수술할 때 조직을 꿰매기 위해 쓰는 실에 catgut이 있다. 이는 우리말로 창자실 또는 장선腸線이라고 하며 동물 창자의 점막 아래층의 교원질 섬유로 만든 것이다. 이 실은 주로 양羊이나 송아지의 것으로 만들었으며 고양이의 것으로는 만들지 않았다. 그런데도 고양이 창자 catgut이라고 이름 붙은 것은 음역音譯의 잘

못으로 인한 것으로 보고 있다. 바이올린을 옛날에는 kit라고 했으며 이의 현絃은 창자로 만들었기에 바이올린 현을 kitgut라고 하였다. 한편 새끼 고양이를 kit라고도 하므로 여기에서 혼돈하여 catgut으로 부르게 되었다고 보고 있다. 현악기를 kit라고 한 것은 하프나 현악기를 가리키는 그리스어 kithara가 kit로 줄여졌다고 보며 kithara에서 기타(guitar)가 유래되었다. 다른 한편으로는 가축의 창자로 만들었기 때문에 cattlegut라고 하던 것이 catgut으로 줄여 쓰게 되었다고도 한다.

거즈, 면망사綿網紗 gauze는 모슬린 또는 그와 비슷한 섬유로 짠 촘촘하지 않고 구멍이 많은 직물로서 붕대, 수술 시 혈액 흡착, 외과적 처치에 없어서는 안 되는 의료용 재료이다. 거즈는 전통적으로 팔레스타인에서 많이 생산되었으며 이의 이름은 거즈를 주로 짜던 지역인 가자(Gaza) 지구의 지명에서 유래되었다. 가자 지구는 요즘은 이스라엘과의 사이에서 영토 분쟁으로 시끄러운 곳이기도 하다. 거즈는 옛 프랑스어로 gaze이며 우리가 보통 가제라고 쓰는 것은 이에 연유한다. gaze는 아랍어로 거친 비단(raw silk)이라는 뜻의 gazz에서 나왔다.

일상생활이나 실험실에서 작은 물체를 다룰 때 또는 손가락이 직접 닿지 않거나 닿지 않아야 되는 곳을 조작할 때 손가락 대용으로 널리 사용하는 기구로 핀셋(프랑스어 pincette)이 있다. 이와 비슷한 것으로 외과 수술에 있어 조직을 잡거나 무균 거즈 또는 기타 수술용품을 잡을 때 쓰이는 두 개의 자루와 손잡이를 가진 기구를 forceps(겸자鉗子, 집게)라고 한다. 그런데 이 forceps는 라틴어로 뜨겁다는 formus에 '잡다, 쥐다'라는 뜻의 capere가 붙은 것이다. forceps는 어원으로 볼 때 뜨거운 물체를 집는 기구, 예를 들면 대장장이가 불속에 있는 뜨거운 쇠를 집는

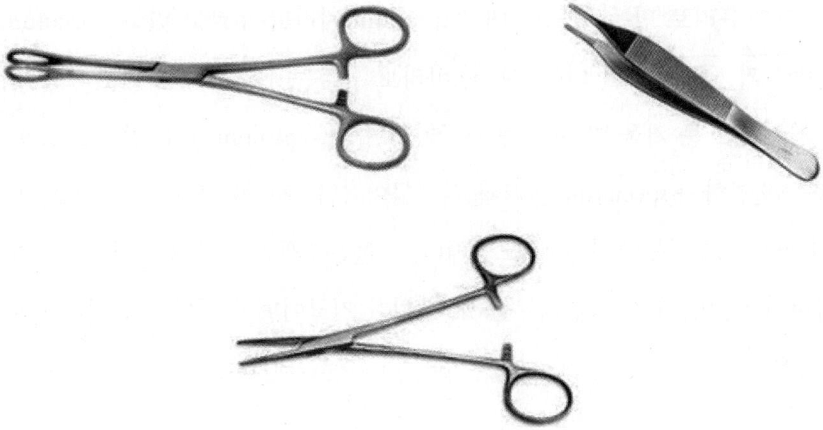

그림 5
외과용 집게 forceps 두 종류(위)와 지혈 집게 mosquito(아래).
모스키토는 길이가 10cm 정도나 되지만 다른 집게에 비하여 상대적으로 작기 때문에 '모기'라는 이름이 붙여졌다.

부젓가락을 뜻한다. forceps 자체는 단수이지만 복수처럼 취급한다. 이의 복수형은 forcipes이다.

수술을 할 때 출혈을 멎게 하기 위하여 쓰는 지혈 집게가 여러 종류가 있으며 그중 모기를 뜻하는 모스키토 mosquito라는 별난 이름을 가진 지혈 집게가 있다. mosquito는 스페인어로 파리라는 뜻의 mosca(라틴어의 musca)에 축소형 접미사 -ito가 붙어 된 말로 모기는 작은 파리라는 것이다. 그런데 수술용 지혈 기구인 mosquito 집게는 7.5~13cm 길이로 절대 작은 크기가 아니다. 그런데도 모기라는 이름이 붙은 것은 일반 지혈 집게가 27cm 길이까지 되는 데 비하여 상대적으로 지혈 집게 중 가장 작다고 해서 붙여진 이름이다.

몸속에 있는 관管이나 강腔의 내부를 보기 위한 기구로 speculum(경鏡, 벌리개)이라는 기구가 있다. 원래 speculum은 금속면을 윤기 나게 문질러 만든 것을 말하며 그 후 유리로 만든 것도 그대로 speculum이라고 부르고 있다. speculum은 라틴어로 거울을 뜻하며 이는 '보다, 바라보다'라는 specere에서 나왔다. 따라서 치과 의사가 쓰는 거울 면이 있는 기구가 고유의 speculum이다. 귀, 코, 질膣, 항문 등을 관찰하는 speculum은 치과 의사들이 쓰는 것과는 달리 원통 모양 내지 2개의 조각으로 나누어지는 관 모양이다. 이들은 2개의 조각이 벌어지므로 입구를 넓혀서 관管이나 강腔의 내부를 보기 위한 기구이며 용어와는 달리 이들에는 거울이 없다.

맥박을 재기 위해 만든 초침시계, 그리고 의자와 대변大便

병원에 가면 가장 많이 볼 수 있는 것이 주사기(syringe)이다. syringe는 그리스어로 피리, 관管, 파이프, 오르간의 음관, 목동의 호각을 뜻하는 syringx에서 유래되었다. 시링크스 Syrinx는 그리스 신화에 나오는 님프 중 하나이며 그를 따라다니는 신 판(Pan)이 잡으러 오자 물가에서 속이 비어 있는 갈대로 변하였고 님프를 놓친 판이 한숨을 쉬자 거기에서 묘한 소리가 났다고 한다. 판은 갈대를 엮어 악기를 만들었으며 이를 시링크스라고 하였다. 이 악기가 바로 팬 파이프(pan pipes)인 것이다.

syringe는 처음에 혈관, 기관氣管, 호각, 피리 등에 광범위하게 쓰였다.

초기의 주사기에 관해서는 히포크라테스가 돼지 방광에 관管을 연결하여 사용한 기록이 있다. 하비(W Harvey)에 의해 혈액이 심장을 중심으로 순환한다는 순환계가 밝혀진 후 약물을 직접 혈관 내에 주입하는 시도 즉 정맥 주사가 시도되었다. 정맥 주사를 처음 실시한 사람은 영국의 렌(C Wren)과 보일(R Boyle)이었다. 그들은 동물 방광을 주사기로 하고 거위 깃털을 깎아 주사 바늘로 사용하여 개에게 아편을 주사하였다. 렌은 영국의 건축가로 런던 대화재 후 성 바울 성당(St. Paul's Cathedral)을 비롯하여 52개의 성당을 재건축하는 데 큰 역할을 한 사람으로 알려져 있지만 그는 해부학자와 물리학자로도 유명하다. 보일은 보일-샤르 법칙을 발견한 물리학자이자 화학자이다.

현대와 같은 형태의 주사기는 초기에는 금속으로 만들어졌으며 유리 주사기는 1851년 스코틀란드 의사 우드(A Wood)가 만들었다. 유리 주사기의 발명으로 정확한 용량의 약을 주사할 수 있게 되었다. 우드는 모르핀을 신경통 치료를 위하여 실험적으로 주사하여 그 효과를 확인하였다. 그러나 불행히도 그와 그의 부인은 나중에 이에 중독되어 최초의 모르핀 중독자로 기록되고 있다.

앉은 자세에서 엉덩이만 잠기게 하여 목욕할 수 있는 의자 모양의 욕조 또는 그렇게 목욕하는 것을 좌욕坐浴(sitz bath)이라고 한다. 이는 항문 또는 샅 부

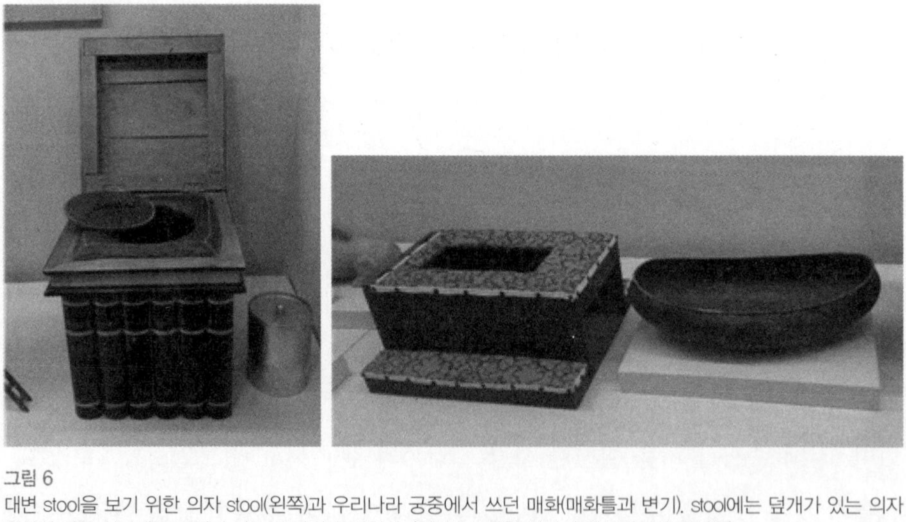

그림 6
대변 stool을 보기 위한 의자 stool(왼쪽)과 우리나라 궁중에서 쓰던 매화(매화틀과 변기). stool에는 덮개가 있는 의자 형태의 나무 상자에는 뚜껑이 있는 요강이 들어있다. (일산호수공원 화장실 역사전시관 전시품)

위의 염증이나 자극을 완화시키고 치료하기 위하여 엉덩이만 따뜻하거나 뜨거운 물에 잠기게 하는 것으로 치질이 있을 때 주로 사용한다. sitz bath는 독일어 Sitzbad(Sitz 의자 + Bad 목욕, 목욕물)를 그대로 영어로 옮긴 것이다.

일반 용어로 팔걸이나 등받이가 없는 나무 의자를 stool이라고 말하나 의학에서 stool은 대변이라는 용어로 사용한다. 원래는 사람의 대변만을 가리켰으나 요즘은 동물의 대변에도 쓰인다.

stool은 옛날 영국에서 사용했던 이동형 변소 내지 침실용 변소를 말하며 여기에는 우리나라 요강에 해당하는 항아리가 들어있으며 물, 수건, 대야가 갖추어져 있고 앉을 수 있는 의자 형태의 나무 상자이다. 대변을 보기 위하여 쪼그리고 앉는 것보다는 편하게 의자에 앉아서 배변하게 만들어진 것이다. 즉, '대변을 보다'라는 것을 '의자에 앉다'라고 완곡하게 표현하면서 생긴 용어이다. 우리나라에서도 궁중에서 왕이 사용하는 변기로 매화가 있었다. 이는 매화틀 속에 변기를 넣어 사용하였으며 어의御醫는 대변의 색깔이나 형태를 보고 왕의 건강 상태를 확인하였다. 영국에서도 왕실에서 stool의 대변을 확인하는 사람이 있었다.

맥박 pulse는 라틴어로 '밀다, 치다, 두드리다'라는 pulsare에서 나왔다. 기원전 16세기에 이미 이집트 사람들은 맥박을 관찰하여 기록하였으며 기원전 4세기 그리스 사람들은 맥박이 혈관 속에서 혈액의 이동에 의해 나타난다는 것을 정확하게 추측하였다. 기원전 340년 프락사고라스(Praxagoras)는 맥박의 변동과 질환을 연관 지었고 맥박이라는 용어를 처음 사용하였다.

갈릴레오는 16세기에 시계 추의 원리를 이용하여 맥박 수(pulse rate)를 측정하는 기구 pulsilogium을 처음 만들었다. 그러나 모래시계나 추시계로 1분당 맥

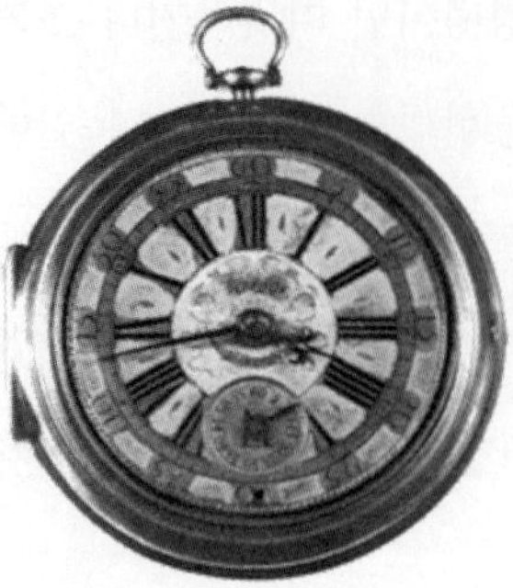

그림 7
정확하게 맥박을 잴 수 있게 만든 최초의 초침 시계인 '의사의 맥박 시계' 가운데 아래에 1분이 60초인 초침시계가 있으며 윗쪽에는 초침을 멈출 수 있는 버튼이 있다.

박 수를 측정하는 것이 정확하지 않을 뿐더러 휴대할 수 없다는 문제점을 가지고 있었다. 17세기 말 영국 의사 플로이어(J Floyer)는 초침이 달린 시계를 고안하여 이를 당시 최고의 시계 제조 기술 장인匠人이었던 왓슨(S Watson)에게 맥박을 잴 수 있게 1분이 60초가 되게 초침이 달린 시계를 만들도록 의뢰하였다. 1707년 왓슨은 회중시계에 초침秒針을 만들고 스톱워치처럼 정지시킬 수 있는 버튼을 붙여 이 시계를 만들었다. 플로이어는 이를 '의사의 맥박 시계(physician's pulse watch)'라고 이름 붙였다.

그는 임상 검사에서 맥박 수를 기본으로 측정한 최초의 의사였으며 그는 그의 임상 관찰 기록과 함께 이 시계에 대하여 '의사의 맥박 시계(The Physician's Pulse Watch)'라는 제목으로 두 권의 책을 발간하였다. 초침이 달린 최초의 시계는 바로 맥박을 재기 위한 의료 기구로 개발된 것이다.

응급 환자를 이송하기 위한 차량인 구급차, 앰블런스(ambulance)는 1487년 스페인에서 환자 이송을 위한 마차로 처음 소개되었다. ambulance는 라틴어로 '돌아다니다'라는 뜻의 ambulare에서 나왔다. 처음에는 ambulance가 야전 병원의 기능을 하는 이동형 병원이었다. 현대적 야전 병원은 나폴레온 당시 군의관인 라리(J Larry)가 전쟁터에서 부상병을 직접 치료할 수 있는 이동형 장치로 고안된 hospital ambulant(field hospital)가 이의 효시이며 외과 처치 재료와 의약품을 비치하고 부상자 후송 역할도 할 수 있게 하였다. 이는 6 · 25 전쟁 당시 미군 의무부대의 이동 외과 병원(MASH: mobile army surgical hospital)을 만든 기본 아이디어로 발전하였다.

게의 발처럼 뻗어 있는 암

암 병원이나 단체를 상징하는 로고에 게(crab)가 그려져 있는 것을 흔히 볼 수 있다. 라틴어 cancer는 그리스어 karkinos에서 나온 것으로 게와 암癌 두 가지 뜻을 가지고 있으며 현대에 와서 12개의 별자리 중 네 번째 별자리의 이름으로도 쓰인다.

암 cancer는 악성 종양 malignant tumor로 세포 분화와 증식이 자체적으로 조절되지 않고 비정상적으로 일어나는 상태이며 림프관이나 혈관을 통하여 다른 조직을 침습하고 전이轉移하는 특징을 보인다. 암에 관하여는 이미 기원전 1600년 에집트의 파피루스에도 기록(유방암)되어 있다. 그리스의 히포크라테스는 여러 종류의 암을 기록하고 이를 게, 가재라는 뜻을 가진 karkinos라고 하였다. 그는 암 조직의 단면斷面에서 정맥들이 사방으로 뻗어 있는 것이 마치 게의 발이 모든 방향으로 뻗어 있는 것과 비슷하다고 하여 이름 붙였다. 갈렌(Galen)은 karkinos를 같은 뜻의 라틴어 cancer라고 옮겼다.

악성 malignant는 라틴어 malignus에서 나온 말이며 이는 '악의에 찬, 천한, 초

라한, 인색한'의 뜻을 가지고 있으며 mal(나쁜)과 gnus(태어난)가 합쳐진 것이다. 이에 비하여 양성 benign은 라틴어 benignus에서 나온 말로 '친절한, 우호적인'의 뜻이며 bene(좋은, 잘)와 gnus(태어난)이 합쳐진 것이다. 접미어 -ant는 형용사형 또는 물질을 뜻한다. malignant와 malign 또 이의 상대적인 용어인 benignant와 benign은 각각의 두 용어를 같은 뜻으로 다 사용할 수 있지만 관습적으로 악성은 malignant, 양성은 benign을 주로 쓰고 있다.

암의 환경적인 원인으로는 흡연과 식이가 가장 많고 그 외 감염, 방사선, 공해 등이 있다. 담배는 폐암의 원인으로 1959년부터 거론되었으며 현재는 폐암 원인 중 90%를 차지한다고 인정되고 있으며 그 외 후두암, 식도암, 췌장암 등에도 원인으로 지목되고 있다. 모든 암을 통틀어 전체 사망 환자의 약 20% 이상이 담배로 인한다고 한다.

암종癌腫 carcinoma는 karkinos에 종양을 나타내는 접미어 -oma가 붙은 것이다. carcinoma는 cancer와 혼돈하여 사용하고 있으나 carcinoma는 상피세포에서 유래된 악성 종양만을 말한다. 암을 유발하는 물질을 발암원 carcinogen이라고 하며 이는 carcinoma에 생성한다는 접미어 -gen이 붙은 것이다.

karkinos에 '비슷하다'라는 뜻의 접미어 -eidos가 합쳐진 카르시노이드 carcinoid가 있다. 이는 공장(빈 창자), 십이지장, 충수蟲垂, 맹장 등 위장관계의 신경내분비 세포에서 유래된 종양으로 천천히 자라며 전이가 나타나기도 한다. 이 종양 세포에서 세로토닌(serotonin, 5-HT)을 분비한다. 이는 양성 종양과 같은 성질을 보이나 현미경으로 볼 때는 악성이다. 그러기에 암은 아니고 암과 비슷하다는 뜻으로 이름 붙여졌다.

프랑스어의 chancre(굳은 궤양, 하감下疳)와 chancroid(무른 궤양) 그리고 영어의 canker(구강 궤양)도 cancer와 어원이 같다.

chankre[ʃǽŋkər]는 매독에 감염되어 21일쯤 되면 항문이나 성기性器 주변에 통증이 없는 궤양을 볼 수 있으며 이는 치료하지 않고 두더라도 한두 달이면 없어진다.

canker는 보통 아프타(aphtha)라고 하며 입안에 반복적으로 궤양이 발생하는 것을 말하며 주로 미국에서 사용한다. 이 용어는 17세기까지는 cancer와 같이 사용하였다.

40일을 격리시키면 전염병이 옮지 않는다, 검역

인류가 전염병으로 인해 수많은 목숨을 잃었다. 역사적으로는 가장 많은 희생자를 낸 전염병은 3,000년 이상 인류를 공포에 떨게 하고 최소 3억 명 이상의 목숨을 앗아 간 천연두이다. 또 1347년에 시작돼 1351년까지 5년 동안 전 유럽을 휩쓸었던 흑사병(페스트)은 당시 서유럽 인구의 30~50%인 7,500만 명의 목숨을 앗아갔다. 콜레라 역시 19세기에 들어 전 세계적으로 대유행이 있었으며 20세기 들어서도 지역적으로 7차례나 대유행이 나타난 바 있다. 비록 코흐(Koch)에 의한 세균의 발견과 항생제의 발달로 사망은 많이 줄어들었으나 여전히 인류에 위협적이다. 근래에 들어서도 1960년부터 아프리카에서 시작된 에이즈(AIDS)는 아프리카 이외 지역에서는 1981년 미국에서 처음 발견되었다. 에이즈로 인해 2013년까지 약 3,700만 명 이상이 사망하였으며 아직도 3,000만 명 이상이 감염된 상태이다. 아직 예방 백신은 없지만 치료제의 개발로 거의 정상적인 수명을 누릴 수 있는 것만으로도 다행인 셈이다. 에볼라 바이러스 등 치명적인 바이러스 질환도 나타나고 있다. 2003년 중증 급성 호흡기 증후군(SARS)이 발생하였으며, 2015년 우리나라에서는 중동 호흡기 증후군(MERS)으로 두 달 이상 186명이 감염되어 36명이 사망함으로 전 국민이 감염 공포로 떨었었다. 이러한 감염 질환은 최초 감염자 한 사람을 제대로 격리 관리하지 않으면 기하급수적으로 번져나가게 되어 있다.

유럽에서 흑사병의 대유행이 지난 다음 1377년부터 1403년 사이에 베니스를 비롯한 주요 해상 무역 중심 항구에서는 흑사병의 위험에서 벗어나기 위하여 그곳에 들어오는 배는 무조건 40일간 강제로 해안에 정박하게 하고 승객이나 선원, 짐승 화물들을 배에서 내리지 못하게 하였다. 40일 동안 승객이나 선원을 관찰하여 특별한 증상이 나타나지 않으면 그제야 배에서 내리게 하였다. 이같이 전염병 의심 지역 또는 유행 지역에서 사람 또는 선박을 일정 기간 강제로 격리시키는 업무, 기간 또는 장소를 검역檢疫, 검역소檢疫所, 건강 격리健康隔離(quarantine)라고 한다.

quarantine은 라틴어 quadraginta, 이탈리아어 quaranta에서 유래된 것으로 40을 뜻한다. 당시에 전염병의 전파나 잠복기 등에 대하여 많은 지식이 없었기에 40일이라는 기간을 어떻게 정했는지는 확실하지 않으나 몇 가지로 추정하고 있다. 히포크라테스는 어떤 질병에서 40일째 되는 날이 그 병의 고비라고 하였다. 성경에는 40일이 여러 곳에 나타난다. 즉, 사순절四旬節, 휴전 기간 40일, 남편이 죽었을 때 미망인이 40일간은 남편 집에서 법적으로 살 수 있는 것 등에서 상징적으로 정했을 것이라고도 보고 있다.

전염병의 관리에 관하여는 구약성경 레위기 15장에 상당히 자세히 나와 있다. 즉, 유출병(몸에서 병적病的 분비물이 나오는 상태)이 있으면 깨끗하지 않은 자이며 그가 눕거나 앉은 자리, 옷, 내뱉는 침, 그릇 등은 불결하므로 깨끗한 물로 씻으라고 하였다. 또한 다른 사람과의 접촉도 하지 말고 손을 깨끗이 씻으라고 하고 있다. 유출병이 있는 자는 그의 유출이 깨끗해지면 그가 정결하게 되기 위하여 이레(7일)를 센 후에 옷을 빨고 흐르는 물에 그의 몸을 씻으면 그가 깨끗해지리라고 하였다. 제사장은 그 유출병 환자를 검사하여 유출이 계속되면 또다시 7일을 격리하게 하였다.

현대적인 전염병 관리에 관한 원칙이 구약 시대에 이미 세워져 있었던 것이다. 그런데도 우리나라에서 번졌던 중동 호흡기 증후군은 전염병 관리의 기본을 지키지 않은 채 첫 환자가 격리되지 않고 여러 사람과 접촉하고 여러 병원을 거치면서 많은 사람들과 접촉한 결과이었던 것이다.

현대 공중 보건 의학에서는 전염병 지역에 다녀 온 사람이나 동물은 그 병의 최대 잠복 기간 동안 자유로운 이동을 하지 못하게 격리하는 제도가 만들어졌다. 현재 외국에서 들어오는 모든 배는 검역 대상인 질병이 없다는 것을 확인 받도록 되어 있고 검역 중인 배, 격리 병원, 해군 병원에는 yellow jack이라는 노란색 깃발을 걸도록 되어 있다. 과거에는 검역 중인 배에 'Q' 자(quarantine의 약어)가 적힌 노란색 깃발을 걸었으나 요즘에는 'Q' 자가 쓰인 깃발은 반대로 검역이 끝나고 질병이 없다는 것을 표시로 쓰이고 있다.

역학 조사와 연구 계획, 그리고 통계와 맥주의 품질 관리

인구 집단에서 질병의 발생률이나 유병률 등을 조사하여 질병의 원인과 전파 경로 그리고 관리 방안을 연구하는 분야를 역학疫學 epidemiology라고 한다. 이는 그리스어 접두어 epi-(위의, 바깥의)와 demos(보통 사람, 시민) 그리고 logos(학문)가 합쳐진 것이다. 원래는 유행병을 대상으로 하였으나 현재는 그 범위를 넓혀 일반 질환은 물론 고혈압, 비만 같은 건강 관련 상태도 연구 대상으로 하고 있다. 히포크라테스는 특정 집단에 발생하는 질환을 epidemic과 endemic(en-안쪽의)으로 구별하였고 지금도 그대로 쓰이고 있다. epidemic은 어떤 지방에서 특정 기간에 많은 사람들에서 동시에 발생하는 유행병으로 외부에서 그 지역에 들어와 병이 전파되는 것이고, endemic은 다른 지방에서는 없고 해당 지역 내에만 퍼져 있는 풍토병을 말한다. 에이즈(AIDS)같이 아프리카 지역에 널리 퍼져있는 것은 하나의 풍토병이고 2015년에 우리나라에서 유행했던 중동 호흡기 증후군 MERS는 유행병이다.

역학 연구에는 연구 설계, 자료 수집, 통계 분석, 결과 해석 등이 매우 중요하다.

연구 계획서 protocol은 자연 과학에서 어떤 실험을 수행하기 위하여 작성된 연구 설계로 연구를 위한 자세한 계획, 절차, 진행 방법 등을 기록한 문서를 것을 총칭한다. protocol은 그리스어 protokollon에서 나온 말로 문서의 내용을 요약하여 붙인 문서의 첫 페이지를 말한다. 이는 protos(첫째)와 kolla(풀, 접착제)가 합쳐진 것이다. 어원상 이 용어는 파피루스에 기록되어 있는 내용을 쉽게 알아볼 수 있게 요약하여, 파피루스 책자(두루마리)에 풀로 붙인 표지, 즉 첫 번째 페이지를 말한다.

프로토콜에는 시약 제조 같은 실험 방법뿐 아니라 얻어진 결과를 어떻게 통계 처리하고 어떻게 해석하는 지에 대한 지침도 포함된다. 또한 누구든지 그대로 보고 따라하면 같은 결과를 얻을 수 있게 실험 수행 절차를 자세히 기록한 표준 지침서도 프로토콜이라고 한다.

역학에서 유병률을 뜻하는 prevalence는 일정 지역에서 일정 기간 내에 전체 인구 중에서 특정 질병에 걸리거나 위험인자를 갖고 있는 사람 또는 그 수를 말한다. 보통 인구 1만 명당 또는 십만 명당 몇 명으로 표시한다. 이 용어는 라틴어 praevalere에서 나온 것으로 '강해지다, 큰 영향을 끼치다'라는 뜻이며 이것이 '널리 퍼진다'라는 뜻으로 또 '퍼져 있는 상태'라는 뜻으로 쓰이게 되었다. 원래 뜻이 그대로 남아 있는 단어로는 prevalent(우세한, 효과 있는, 유행하는)나 prevail(우세하다, 이기다)등이 있다.

유병률과 함께 쓰는 용어로 발병률, 발생률, 발생 빈도를 나타내는 incidence가 있으며 이는 일정 기간 동안에 특정 질병이나 어떤 상태가 일어나는 비율을 말한다.

'어떤 질병이 발생하는 것을 미리 막는다'는 뜻의 용어로 prevention과 prophylaxis가 있다. 둘 다 예방의 뜻이지만 prophylaxis는 예방을 위한 조치, 사전 감시 및 경계를 말한다. 과거 페니실린이 나오기 전에는 성병 예방을 위하여 생식기를 깨끗이 씻는 것을 'pro'로 선포하기도 하였다. 제2차 세계 대전 당시에는 주요 대도시에 질병 예방을 위한 장소 'prostation'을 설치하여 밤에 유흥가를 돌아다닌 군인이나 선원들을 치료할 수 있게 하였다.

조사, 검색 investigation은 각종 연구에서 흔히 쓰이는 용어이다. 이는 라틴어 접두어 in-(안으로)에 '추적하다'라는 vestigo가 붙어 명사화 된 것이다. vestigo와 관련된 라틴어 단어로 vestigium이 있으며 이는 '발자국, 흔적'이라는 뜻이다. 따라서 조사, 검색은 남겨진 흔적이나 발자국을 찾아 들어가는 것이다. 공중 보건 의사가 역학 조사를 하는 것은 이 용어 자체의 뜻으로 보면 마치 사냥꾼이 산길에 남겨진 흔적이나 발자국을 따라가는 것과 비슷하다.

어떤 조사나 실험에서 얻은 전체 값을 보면 낮은 값부터 높은 값까지 여러 가지 값이 존재한다. 이때 우리가 가장 흔히 이용하는 값이 평균(값) average이다. average는 아라비아어 awariyah(손상된 상품)에서 유래된 프랑스어 avarie에서 나온 것으로 원래 '화물을 해상으로 선적船積하고 운송 중에 일어난 손상'을 말하던 것이었다. 화물 운송 중에는 상품의 손상이 언제든지 일어날 수 있어 운송 중 상품의 손상으로 인한 손실 비용을 관여된 여러 회사가 균등하게 부담한 데서 유래하였다. 이것이 '똑같이 나누다 내지 그 나눈 값'이라는 뜻의 평균으로 쓰이고 있다.

어떤 조사 또는 실험에서 두 개의 집단에서 얻은 값을 보고 차이가 있는지 없는지를 비교하는 데 통계를 이용한다. 그중 표본 수가 적을 때 스투덴트 t-검정법(Student's t-test)을 많이 사용한다. 이 검정법은 원래 과학 실험 결과를 분석하기 위해 개발된 것이 아니고 맥주의 품질 관리를 위하여 영국의 고셋(WS Gosset)이 개발한 것이다. 그는 수학과 화학을 전공하였으며 아일랜드 더블린의 유명한 맥주 회사 기네스(Guinness)에서 맥주의 질을 검정하는 책임을 맡았다. 그 당시 통계방법은 많은 수의 표본을 대상으로 하여야 하는 방법밖에는 없었다. 그러나 시험 재배로 얻은 새로운 품종의 보리는 그 양이 적어 반복하여 발효 시험을 할 수 없었다. 충분한 실험 예수를 충족하자면 이듬해에 다시 수확해야만 가능하나 이듬해의 생산 작물은 올해의 것과 다를 것이므로 비교하기가 어려웠다. 그래서 그는 적은 수의 표본으로도 신뢰도가 높은 품질 관리를 할 수 있는 통계 검정법을 창안하였다. 그러나 그는 회사 기밀 보호 방침에 따라 이 방법을 자신의 본명으로 발표할 수 없어 Student라는 필명으로 발표하였다. 이 방법으로 집단의 차이를 보기 위하여 많은 표본 수를 쓰지 않고도 적은 수만으로도 통계 분석을 할 수 있게 되었다.

질식과 경동맥, 그리고 협심증과 스핑크스

호흡하는 공기 중의 산소가 결핍되어 생명이 정지되는 절박한 상태 또는 실제로 정지가 일어난 상태로 저산소증이 초래되는 것을 질식, asphyxia라고 한다. 그런데 이 용어는 원래 맥박이 없는 상태를 가리키는 것으로서 '없다'라는 접두어 a-에 '맥박'이라는 그리스어 sphyxis와 '상태'라는 접미어 -ia가 합쳐서 된 용어이다. 고대인들은 맥박이 매우 약하거나 없는 상태로 심장 정지를 뜻하는 데 이 용어를 사용하였다. 맥박이 없는 상태, 심장이 정지된 상태에서는 호흡 역시 없으므로 호흡이 없는 상태를 나타내는 용어로 사용한 것이다.

프랑스 화학자 라부아지에(A Lavoisier)는 불을 붙인 양초와 마우스를 함께 유리 상자에 넣고 밀폐하면 촛불이 꺼지고 마우스도 죽는 것을 관찰하였다. 그는 불이 꺼지고 난 다음에 유리 상자 속에 있는 이 기체가 생명을 유지시키지 못하게 한다고 하여 '살지 못하는 것'이라는 뜻으로 azote(그리스어 a-아닌+zoein 살다, zoon 살아 있는 것)라고 불렀다. 이 기체가 바로 질소이며 여기에서 azotemia(질소혈증)가 유래되었다. 질소는 무색의 기체 원소로 공기의 80%를 차지하며 1772년 스코틀랜드 의사이자 화학자인 러더퍼드(D Rutherford)가 처음 발견하여 '독성을 가진 공기'라고 불렀다. 1790년 프랑스 화학자 샤프탈(JA Chaptal)은 이 기체가 질산칼륨 niter에서 생성된다(gennao)고 하여 nitrogen으로 이름 붙였다.

머리로 혈액을 공급하는 목의 주된 동맥은 경동맥(carotid)이다. 고대인들은 경동맥을 오랫동안 누르면 뇌로 혈액이 가지 못하여 감각이 없어지고 의식을 상실하는 것을 알았다. 이에 연유하여 이 혈관을 '목을 조르다'라는 뜻의 그리스어 karoun으로부터 karotides, 즉 carotid라고 불렀다.

angina는 과거에는 구내염口內炎, 인후염咽喉炎을 말하기도 하였으나 요즘은 심근허혈心筋虛血로 인한 angina pectoris(협심증)를 angina라고 한다. angina는 라틴어 angere(목을 조르다, 질식시키다)에서 유래된 것으로 angina pectoris(라틴어 pectus 가슴)는 심장을 질식시킨다는 뜻이 된다. 협심증에 대하여는 1632년 클래런던(E Clarendon)이 자기 아버지의 발작 증세를 토대로 처음 기술하였다. 헤버덴(W Heberden)은 이를 유방 질환으로 기술하면서 angina pectoris라고 이름 붙였다. 헤버덴은 이것이 관상동맥과 관련 있다는 것은 알지 못하고 위궤양에 의해 나타난다고 생각하였다. 실제로 협심증의 초기 증상은 위궤양 증상과 비슷한 부분이 있어 주의하여야 한다. 협심증이 관상동맥과 관련이 있다는 것은 제너(E Jenner)가 부검에서 처음 밝혔다.

조임근, 괄약근으로 쓰는 sphincter는 '조이다, 단단하게 결합하다'라는 뜻의 그리스어 sphingein에서 나왔으며 스핑크스(Sphinx)와 어원은 같다. 스핑크스는 그리스 신화에 나오는 괴물로서 머리는 사람이고 몸통은 사자이다. 스핑크스는 테베의 바위산에 앉아서 그 앞을 지나가는 사람들에게 "아침에는 네 다리로, 낮에는 두 다리로, 밤에는 세 다리로 걷는 짐승이 무엇이냐?"라는, 이른바 '스핑크스의 수수께끼'를 내어 그 수수께끼를 풀지 못하거나 틀린 답을 말하면 꼭 껴안아 조여(sphingein) 질식시켰다고 하는 전설은 유명하다. 그러나 오이디푸스가 "그것은 사람이다(사람은 어렸을 때 네 다리로 기고, 자라서는 두 발로 걷고, 늙어서는 지팡이를 짚어 세 다리로 걷기 때문에)."라고 대답하자, 스핑크스는 물속에 몸을 던져 죽었다고 한다.

3

구조와 형태에 얽힌 이야기

Language & Medicine

배꼽과 방패, 그리고 가슴과 갑옷

배꼽을 가리키는 umbilicus는 중앙, 중심이라는 뜻의 라틴어 umbo에 축소형 어미인 -ilicus가 붙은 합성어이다. 방패에는 여러 가지 장식이 있으며 보통은 가운데 장식에 공 모양으로 볼록 돋아난 부분이 있는데 이를 umbo라고 한다. 즉, 배꼽이 배의 중앙에 있는 작은 공이라고 하여 umbilicus가 배꼽으로 쓰이게 되었다. 로마 시대 "의학에 관하여(De Medicina)"라는 백과사전을 쓴 켈수스(AC Celsus)가 1세기에 배꼽을 가리키는 데 이 용어를 사용하였다. 원래 뜻은 어떤 것

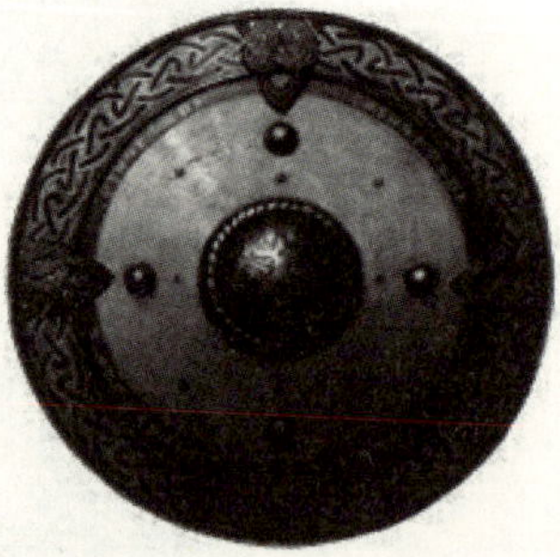

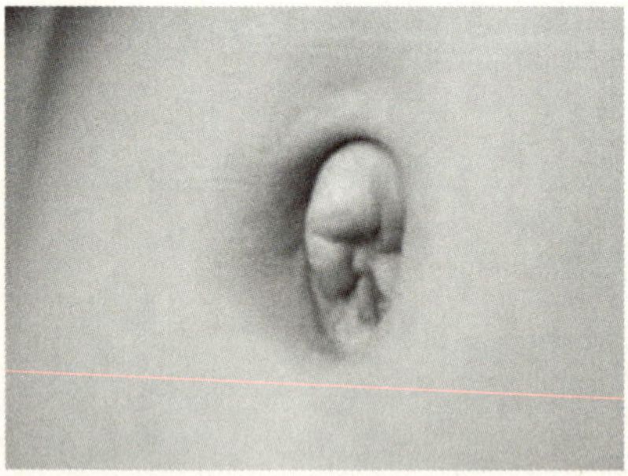

그림 8
방패에 볼록 솟아 있는 부분을 umbo라고 한다. 여기에서 배 가운데 있는 부분을 작은 umbo라는 뜻으로 배꼽 umbilicus라고 하게 되었다.

의 가운데에 볼록 솟아 있는 것을 가리켰으나 현재에는 움푹 들어간 것에도 사용하고 있다. 실제 배꼽은 대부분 움푹 들어가 있으며 병리학에서 움푹 들어간 병변에 umbilication(배꼽형성, 중심함몰)이라고 쓰고 있다.

그리스어로 이에 해당하는 용어는 omphalos이다. omphalos는 방패 또는 멍에의 가운데 장식 돌기(단추)를 가리켰으며 상징적인 의미로 모든 것의 중심을 뜻한다. 원래는 델피의 아폴로 신전에 있는 초석을 가리켰으며 이 돌이 지구의 중심이라고 생각하였다. 배꼽 부위 복벽결손을 통하여 장腸이 돌출된 상태인 omphalocele(배꼽내장탈장, 배꼽허니아)은 그리스어 omphalos(배꼽)와 kele(허니아, 종양)의 합성어이다.

배꼽 관련 병변으로 메두사머리(caput medusae)가 있으며 신생아나 간문맥肝門脈 고혈압이 생긴 성인의 간경화증에서 볼 수 있다. 메두사머리는 배꼽을 중심으로 확장되고 충혈된 정맥이 배 전체로 퍼져있는 상태를 말한다. 그리스 신화에

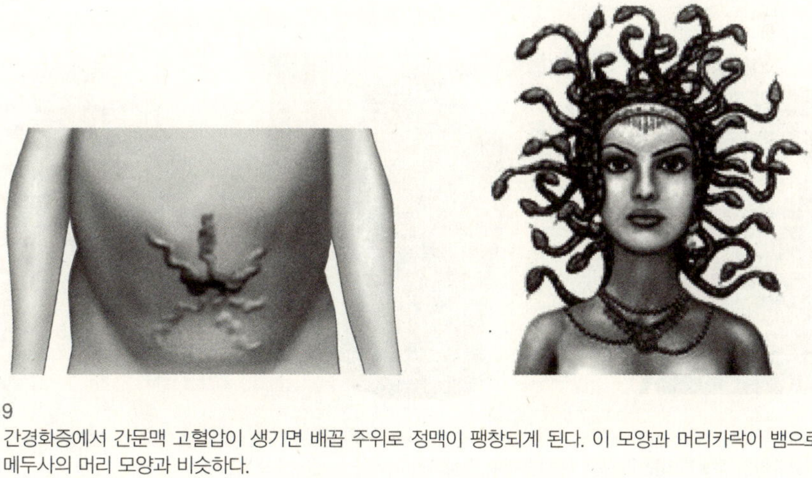

그림 9
말기 간경화증에서 간문맥 고혈압이 생기면 배꼽 주위로 정맥이 팽창되게 된다. 이 모양과 머리카락이 뱀으로 변해 버린 메두사의 머리 모양과 비슷하다.

서 메두사(Medusa)는 고르곤(Gorgon) 세 자매 중 다른 자매들과는 다르게 원래 땋은 금발 머리카락을 가진 매혹적인 여자이었다. 메두사는 포세이돈과 사랑하는 사이였었는데 이를 질투한 아테나가 메두사의 머리카락을 모두 꿈틀거리는 뱀으로 만들어 메두사를 흉측한 괴물로 변신시켰다. 메두사 머리는 간문맥 고혈압으로 배꼽 주변의 정맥이 팽창되어 배의 표면이 마치 뱀으로 뒤덮인 메두사의 머리와 같다고 하여 붙여진 용어이다.

배의 윗부분인 가슴을 thorax라고 한다. thorax는 그리스어로 '갑옷의 가슴받이, 앞뒤 판이 있는 몸통갑옷'을 말한다. 갑옷의 가슴받이는 몸통을 보다 안전하게 보호하기 위하여 등판을 하나 더 붙여 앞과 뒤의 판을 엮어 사용하였다. 이에 연유하여 이 용어는 몸통 갑옷 안에 있는 신체 부위 즉, 가슴을 가리키게 되었다. 갑옷이 우리 몸을 보호하는 것과 마찬가지로 가슴은 심장과 허파를 안전하게 보호하고 있음을 뜻한다. thorax를 해부학적 용어로 처음 사용한 사람은 히포크라테스와 갈렌(Galen)이며 영어에는 14세기경부터 쓰였다.

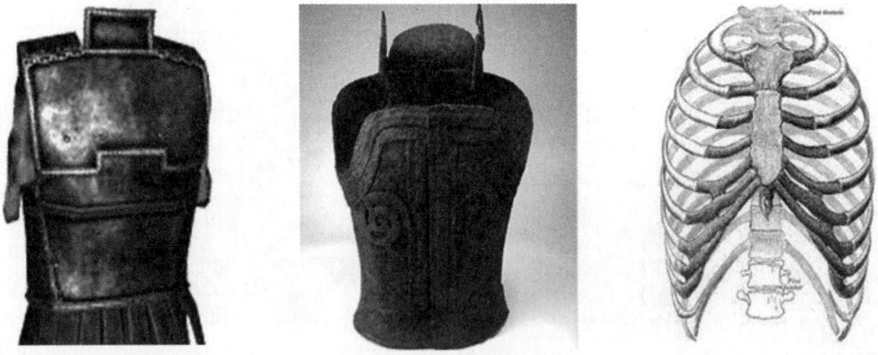

그림 10
가슴을 보호하는 갑옷과 마찬가지로 가슴은 내부의 심장과 허파를 안전하게 보호한다.

방사선과 라듐, 그리고 반지름과 팔뼈

2011년 3월 11일에 대규모 지진과 쓰나미로 일본의 후쿠시마 원자력 발전소가 터졌다. 이 사고로 원자력 발전소로 부터의 방사능 유출이 아직도 완전히 해결되지 못하고 있으며, 일본은 물론 우리나라와 전 세계가 긴장하고 있다.

방사선은 radiation, 방사능은 radioactivity, 원소 radium 그리고 영상의학의 옛 명칭인 방사선학은 radiology이다, 이들 용어의 기본 뿌리는 radius이다. 이는 원래 라틴어로 수레바퀴의 살, 막대를 가리키는 말이다. 이들 용어가 하나의 어원을 가지는 것은 수레바퀴를 중심에서 보면 쉽게 이해가 된다. 즉, 바퀴살은 수레바퀴의 중심에서 바깥으로 퍼져 나가는 모양을 하고 있다. 즉, 방사放射 형태를 가지고 있다. 방사선은 햇살이 해로부터 뻗어나가는 것이 수레바퀴의 살이 중심점으로부터 뻗어나가는 것과 비슷하다고 하여 쓰이게 된 용어이다. 1898년 프랑스 물리학자 퀴리 부부(Pierre and Marie Curie)가 방사성 금속 원소를 발견하였다. 그들은 이 원소가 강한 방사능을 가지고 있음을 알고 radius에 금속 원소를 나타내는 -ium을 붙여 radium으로 이름 붙였다. 또한 1895년 독일 물리학자 뢴트겐(Röntgen)은 X-선을 발견하고 이를 이용하여 신체 구조를 사진으로 찍게 되었다. 이로서 방사선 물질 또는 그 에너지에 관한 학문으로 이를 이용한 질병의 진단과 치료를 다루는 학문 분야를 radiology(방사선과학: radius + logos 과학, 지식 + y 행위를 나타내는 접미어)라고 이름 붙이게 되었다. 최근 CT, MRI 등 각종 영상映像 진단 방법이 발달됨에 따라 방사선과학을 영상의학이라고 부르게 되었다.

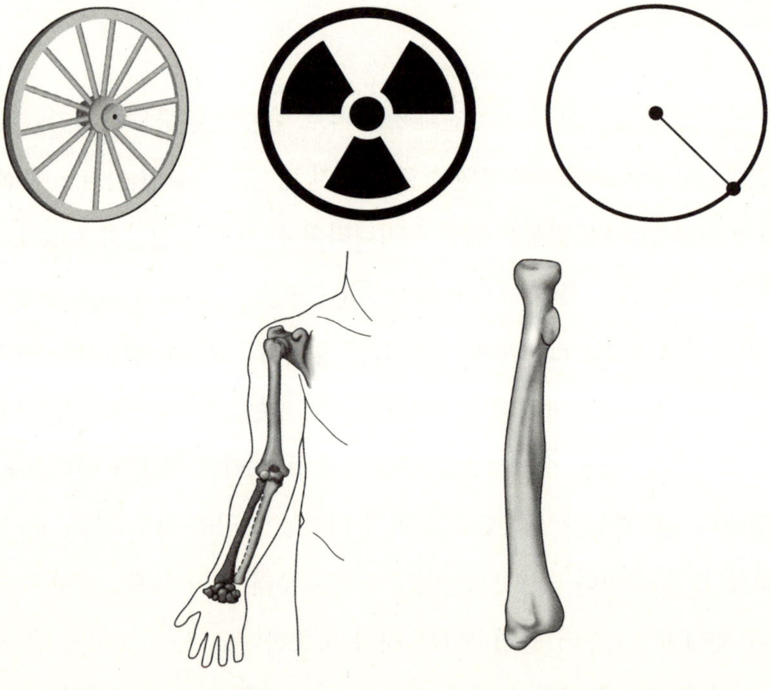

그림 11
수레바퀴의 살, 방사능 표지, 원의 반지름 그리고 팔뼈 중 노뼈.
수레바퀴의 살 radius는 여러 개가 중심에서 뻗어나가는 모양을 하고 있으므로 이는 방사선이 사방으로 나가는 것에 빗대어 같은 어원의 용어를 사용하였다. 또한 바퀴의 살은 바퀴 전체 원의 반이 되므로 반지름이라는 용어로도 쓰게 되었다. 한편 바퀴의 살이 바퀴에 박혀 있는 모양이 노뼈는 손과 팔꿈치에 연결된 모양과 비슷하여 radius로 부르게 되었다.

해부학에서 radius는 팔의 노뼈, 요골橈骨을 가리키며 1세기에 켈수스(Celsus)가 붙인 이름이다. 이는 원시 시대 수레바퀴가 나무로 만들어져 있어 중심과 테두리에 박힌 바퀴살의 모양과 이 뼈의 모양이 비슷하다고 하여 붙여진 이름이다. 이와 관련된 노신경, 노동맥, 노정맥(radial nerve/artery/vein)은 radius의 모양과는 상관없고 다만 노뼈 주변에 있는 신경, 동맥, 정맥이기 때문에 붙여진 이름이다.

한편 수레바퀴의 중심을 기준으로 뻗어 있는 바퀴살은 원을 이루고 있는 바퀴의 지름의 절반이어서 자연히 radius는 반지름을 가리키게 되었다. 또한 원의 중심을 비롯하여 모든 것의 중심을 가리키는 center는 라틴어의 centrum(그리스어 kentron)에서 나온 것이다. 원래 이것은 바늘, 특히 컴퍼스(compass)의 한쪽 끝에 있는 바늘을 뜻한다. 즉, 컴퍼스로 원을 그릴 때 컴퍼스의 두 발 중 바늘이 있는 발을 중앙에 고정하여 원을 그리게 되며 바늘이 찍힌 곳이 곧 원의 중심이 되므로 만들어진 용어이다.

식초와 대퇴골 관절, 그리고 산酸을 만들지 않는 산소

볼기뼈의 일부로 대퇴골(넙다리뼈)의 뼈머리와 관절을 이루는 절구 또는 큰 컵 모양의 구조를 acetabulum이라고 한다. 이 용어는 라틴어의 acetum(식초)과 abulum(작은 잔, abrum(잔, 그릇)의 축소형)의 합성어로 용어 자체는 식초잔, 식초병을 말한다. 이 용어는 넓은 입구를 가진 컵을 총칭하는 데 쓰였으나 계량計量 용어로서 포도주 2½온스(약 75ml)를 가리키는 단위로 쓰였다. 대퇴골의 뼈머리와 관절을 이루는 엉덩 관절(고관절股關節)의 소켓 모양이 식초잔과 비슷하다고 하여 붙여진 용어이다.

라틴어 acetum은 원래 신 포도주를 뜻하며 신 포도주에 들어 있는 산을 초산(아세트산 acetic acid)으로 불렀다. 초산은 18세기 말까지 알려진 유일한 유기산이었다. 영어에서 식초를 가리키는 vinegar는 프랑스어 vin aigre에서 유래된 용어로 이는 포도주라는 vin(라틴어 vinum 포도주)과 '시큼하다'라는 aigre(라틴어 acer 시다)로 이루어진 용어이다. 식초는 약 6%의 아세트산(acetic acid)을 함유하고 있으며 포도주나 사과주 같은 알코올 음료를 발효시켜 얻는다. 포도주를 오래 두면 시

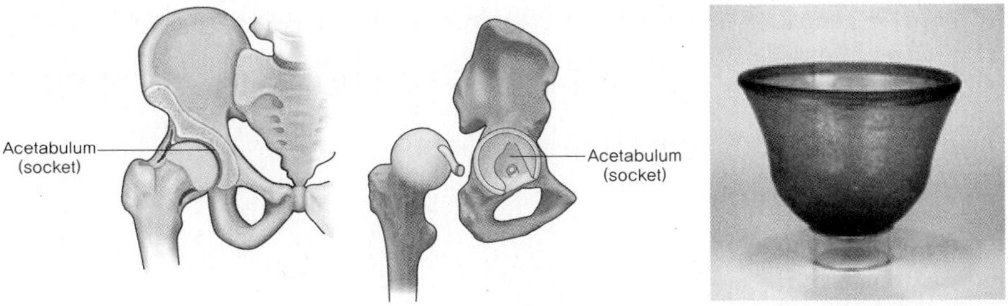

그림 12
엉덩 관절(고관절)에서 대퇴골(넙다리뼈)의 뼈 머리와 관절을 이루는 절구 모양의 구조가 식초 종지와 비슷하다.

어지는 데서 붙여진 이름이다. 세균학자 파스퇴르(Pasteur)는 포도주가 시어지는 것을 방지하는 저온 살균법을 발견하여 포도주 제조의 혁신을 가져왔다.

산酸을 가리키는 acid는 라틴어 acidus(신(맛), 시큼한)에서 유래되었으며 이는 그리스어로 '뾰족한, 날카로운, 바늘'을 뜻하는 akidos로부터 나왔다. 즉, 산은 바늘로 찌르는 것과 같은 날카로운 자극을 주는 물질인 셈이다. 산의 일반적인 특성에 관하여는 스위스-독일 학자로서 의사이자 식물학자인 파라켈수스(Paracelsus)가 처음 기술하였고 물리학자이자 화학자인 보일(Boyle)은 산성 물질이 리트머스를 붉게 변색시킴을 관찰하였다. 프랑스 화학자 라부아지에(Lavoisier)는 자신이 알고 있는 모든 산에는 이 원소가 있다고 하여 이것이 산을 만드는 원소라고 생각하여 그리스어 oxys(신, 자극이 센)와 gennao(생성하다)를 합하여 oxygen 산소로 이름 붙였다. 영국 화학자 데이비(H Davy)와 프랑스 화학자 뤼삭(G Lussac) 등은 모든 산에 다 산소가 있지 않음을 밝혔으며 나아가 독일 화학자 리비히(Liebig)는 산의 필수 성분은 산소가 아니라 수소임을 밝혔다. 따라서 oxygen이라는 용어는 어원과 달리 실제 특성과는 맞지 않는다. 산의 필수 성분인 수소 hydrogen은 그리스어

hydor(물)와 gennao(생성하다)가 합하여 된 것으로 산소가 존재하는 상태에서 태우면 물이 생성된다고 하여 라부아지에가 이름을 붙였으나 순수한 수소 가스를 처음 얻은 사람은 영국의 캐번디시(H Cavendish)이다.

증거/서약과 고환, 그리고 칼과 칼집

testis와 testicle(testis에 축소형 접미어 -culus가 붙여진 것)은 다 같이 고환을 가리킨다. 그런데 testis가 증인, 증거, 서약을 뜻하며 testimony(선서, 증언)와 testament(신약 및 구약성경)가 같은 어원이라는 것은 쉽게 이해되지 않는다.

고환과 증거 내지 서약과의 관련성은 다음과 같이 해석하고 있다. 그 하나로는 고환은 남성을 상징하는 증거물이므로 남자만이 선거권을 가지고 있던 로마 시대에는 투표권을 행사하려면 투표장에서 자신의 고환으로 남성임을 입증하여야만 하였다고 한다. 다른 하나로는 구약성경 창세기(24:9)에 아브라함이 아들 이삭의 아내를 간택揀擇하러 종을 보낼 때 '그 종이 이에 그의 주인 아브라함의 허벅지 아래에 손을 넣고 이 일에 대하여 그에게 맹세하였더라.'라고 되어 있다. 이는 고대에 어떤 것에 대하여 서약할 때 자신 또는 상대의 음낭을 손으로 잡고 함으로 유효하게 하는 관습에서 유래하였다고 한다. 고대 기독교에서 할례(circumcision)는 하나님과의 약속을 뜻하는 상징이었다. 그러므로 하나님과 약속의 상징이 있는 넓적다리 아래를 잡고 맹서한다는 것은 가장 소중한 또 엄숙

한 증인, 증언으로 간주하였음을 나타낸다. 이런 연유로 아브라함의 종이 서약을 하면서 고환을 잡은 것으로 유추한다. 이는 기독교 국가에서 대통령이 취임 선서를 하거나 가장 신성한 맹서를 할 때 성경에 손을 얹거나 입을 맞추면서 하는 것과 같은 의미로 볼 수 있다.

외과적으로 조직이나 장기를 잘라내는 수술은 끝에 -ectomy를 붙여 쓴다. 그런데 고환에 병변, 주로 종양이 있을 때, 고환을 잘라내는 것을 testectomy라고는 하지 않고 orchiectomy 또는 orchidectomy 라는 용어를 쓴다. 물론 testectomy 라는 용어도 쓸 수는 있다. 그 외 testis 대신 orchid를 쓰는 용어로는 고환고정술 orchiopexy, orchiorrhaphy, 다고환증 polyorchism, 잠복고환 enorchia 및 cryptorchism(crypto는 라틴어 krypta에서 나온 말로 지하실, 교회의 지하 납골당을 말한다.), 고환염 orchitis 등이 있다.

orchid는 일반적으로 난초를 말하나 이는 원래 고환을 뜻하는 그리스어 orkhis

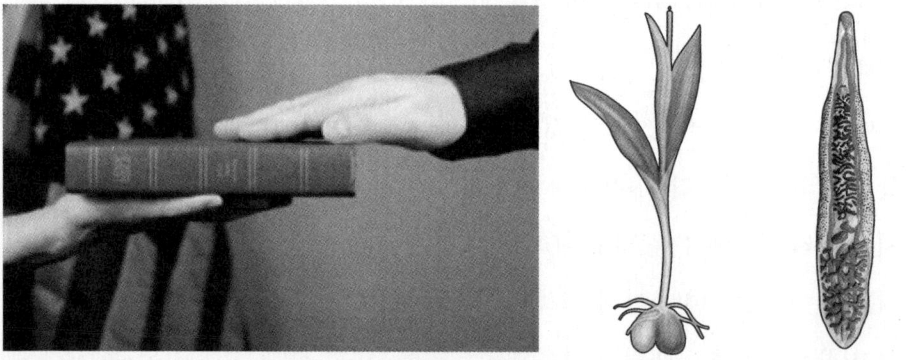

그림 13
기독교 국가에서는 대통령 또는 주요 직책을 맡는 사람이 취임 선서를 하거나 가장 신성한 맹서를 할 때 성경에 손을 얹고 한다(왼쪽). 난초의 뿌리가 고환과 비슷하다고 하여 난초에 고환을 말하는 orchid라는 이름을 붙였다(가운데). 간흡충(오른쪽)은 고환이 여러 갈래로 나누어진 가지 모양을 하고 있어 붙여진 이름이다(아랫부분이 고환이고 윗부분이 자궁이다).

에서 나온 말이다. 난초를 orchid라고 이름 붙이게 된 것은 난초의 뿌리가 고환과 비슷하게 생겼기 때문이다.

한편 간흡충 Clonorchis는 가지(branch)라는 뜻의 그리스어 klon과 orkhis가 합쳐진 용어이다. 간흡충은 자궁과 고환이 한 몸체에 있는 양성兩性 기생충으로서 고환의 모양이 여러 갈래의 가지로 나누어져 있어서 붙여진 이름이다.

고환이 제거된 사람인 '환관, 고자'를 가리키는 eunuch는 침대(침실)지킴이라는 뜻의 그리스어 eunochos에서 나왔으며 '침대, 침실'이라는 eune와 '지키다'라는 echein이 합해진 것이다. 실제로 고대에 여성 숙소를 지키는 파수꾼은 거세 후 고환이 없는 남자만이 할 수 있는 것이 관례이었다.

고환을 싸고 있는 음낭을 가리키는 scrotum은 라틴어로 가죽 주머니를 뜻하며 이는 그 모양을 그대로 표현한 것이다.

남성의 성기인 음경을 가리키는 penis는 라틴어로 '꼬리'라는 뜻이며 이는 '아래에 달려 있다, 걸려 있다'라는 뜻의 동사 pendere에서 유래되었다. 고대나 지금이나 남성 생식기관은 여러 가지 속어나 은어로 부르는 경향이 있다. penis 역시 로마 시대의 은어로 penis 외에도 clava(곤봉), gladius(칼), radix(뿌리), ramus(가지), vomer(쟁기) 등의 용어로 불렀다. 그래서 로마 사람들은 음경과 구별하여 실제 꼬리를 가리킬 때에는 cauda라는 용어를 사용하였다. 여성 성기 질膣 vagina가 라틴어로 칼집이라는 뜻인 것은 음경의 다른 이름 gladius(칼)와 대비된다고 보인다. 일상용어 vagina를 해부학 용어로 쓴 것은 16세기 이탈리아 해부학자 콜롬보(Colombo)와 팔로피우스(Fallopius)이다.

탈모증과 여우, 그리고 칸디다증과 목걸이

피부 질환은 눈으로 직접 볼 수 있어 그 형태를 묘사하거나 어떤 현상으로 나타나는 모양을 비유하여 병명으로 쓰는 경우가 많다. 현대인에게 큰 고민의 하나는 탈모증이며 중년 남성은 물론 여성과 젊은이들에서도 점점 늘고 있다.

탈모증을 가리키는 의학 용어는 alopecia이다. 그런데 이 용어의 원래 의미는 뜻밖에도 그리스어로 여우를 뜻하는 alopex이다. 여우가 탈모증의 어원이 된 데에는 두 가지 가설이 있다. 하나는 잔디에 여우의 오줌을 뿌리면 그 부위의 잔디가 다 죽어 듬성듬성 불모지不毛地로 남게 되는 데서 유래되었다는 것이다. 이와

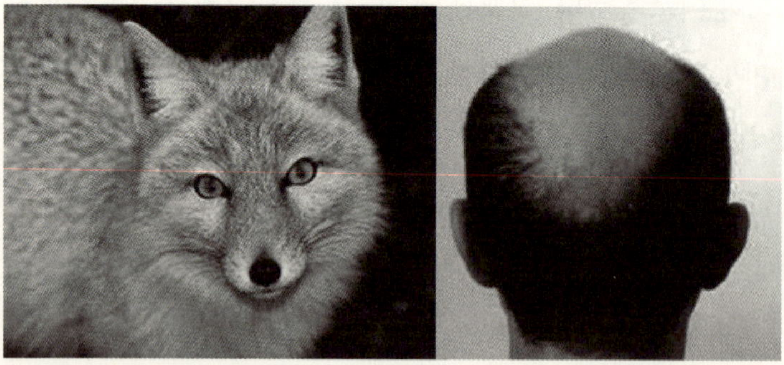

그림 14
탈모증을 alopecia라고 하며 이는 여우라는 alopex에서 나왔다.

관련하여 국화과에 여우오줌이란 이름을 가진 다년생 풀이 있는데 그 꽃의 냄새가 여우 오줌과 같다고 하여 붙여졌다고 한다. 그것을 보면 여우 오줌이 다른 식물에 그리 좋은 영향을 주지는 않을 것 같고 잔디가 죽을 수 있다는 생각도 든다. 다른 하나는 옴(scabies)에 걸린 여우는 털이 빠진다는 것이다. 옴은 몹시 가려운 질환으로 특히 밤이나 따뜻한 환경에서 심해진다. 이를 유추해 볼 때 옴에 걸린 여우는 그 부위가 몹시 가려워 심하게 긁으므로 해당 부위의 털이 다 빠지게 되고 이를 alopecia 라고 한 것으로 생각된다.

물질을 분비하거나 배출하도록 특수화된 세포의 집단을 샘, 분비선 gland라고 한다. 고대 사람들은 체내에 있는 샘의 모양이 도토리와 비슷한 것을 관찰하고 라틴어로 도토리를 뜻하는 glans를 따와서 이름 붙였다. 음경의 귀두를 glans라고 하며 이 역시 그 모양이 도토리와 비슷하다고 하여 붙여진 것이다.

큰 종기를 가리키는 용어는 carbuncle이다. 이는 원래 작은 석탄이라는 뜻으로 라틴어 carbo(숯, 석탄)와 축소형 접미어인 -unculus가 합해진 것이다. 로마 사람들은 석류석石榴石, 루비(ruby)도 carbuncle이라고 하였다. 이는 피부와 피하조직에 생긴 국소염증으로 빨갛게 부어 오른 큰 종기의 모양이 불이 붙은 작은 석탄이나 숯의 모양 또는 루비 보석을 연상시킨다고 하여 붙여진 것이다.

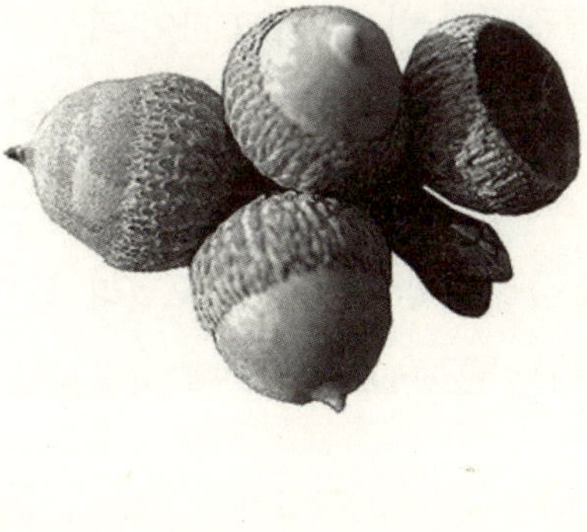

그림 15
샘, 분비선 gland의 모양이나 음경의 귀두 glans의 모양이 도토리와 비슷하다.

탄저병炭疽病을 가리키는 anthrax(그리스어로 석탄) 역시 비슷한 병변을 일으키며 이는 불타고 있는 석탄과 비슷하다고 해서 붙여졌다. 탄저병은 *Bacillus anthracis* 균에 감염되어 나타나는 야생 동물 또는 가축의 질환이며 사람에게도 전염된다. 피부에 종기腫氣가 생기고 이는 괴사와 궤양으로 된다. 병변의 가운데가 까맣고 딱딱하며 주변이 붉은 염증으로 둘러싸여 있어 불타고 있는 석탄과 그 모양이 비슷하다고 하여 붙여진 이름이다. 영국에서는 양모가 흔한 감염원이어서 양모를 가려내는 사람들이 잘 걸린다고 하여 양모선별가병羊毛選別家病(woolsorter's disease)라고도 하였다.

탄저병과 어원은 같으나 완전히 다른 병으로 탄분증炭粉症, 석탄가루증石炭粉症 anthracosis(-osis 병적 상태)가 있다. 이는 석탄 가루를 흡입하므로 생기는 폐질환으로 이 용어는 처음에는 화끈거리면서 붓는 상태를 가리켰다. 흑폐증黑肺症 또는 탄광 광부병이라고 불린다.

작고 단단한 구진丘疹이 밀집한 구진성 피부 질환을 가리키는 용어로 lichen 태선苔癬이 있다. 이는 바위나 나무에 있는 이끼를 가리키는 식물용어 leichen에서 유래된 것으로 곰팡이와 조류藻類가 공생하고 있는 식물이다. 이 용어는 바위나 나무에 혹처럼 자라며 올리브 나무의 혹 또는 마름병을 가리키는 데 사용하였다. 고대 의학에서는 이의 모양이 구진성 피부질환과 비슷하다고 하여 피부발진, 버짐을 가리키는 데 사용하였다. 현재는 납작한 구진丘疹을 특징으로 하는 염증성 피부/점막 질환인 편평태선扁平苔癬(lichen planus)을 주로 가리킨다.

Candida albicans 감염에 의한 피부와 점막의 삼출성 염증 질환을 모닐리아증(moniliasis) 또는 칸디다증이라고 한다. *Monilia*는 *Candida*속屬의 옛 이름으로

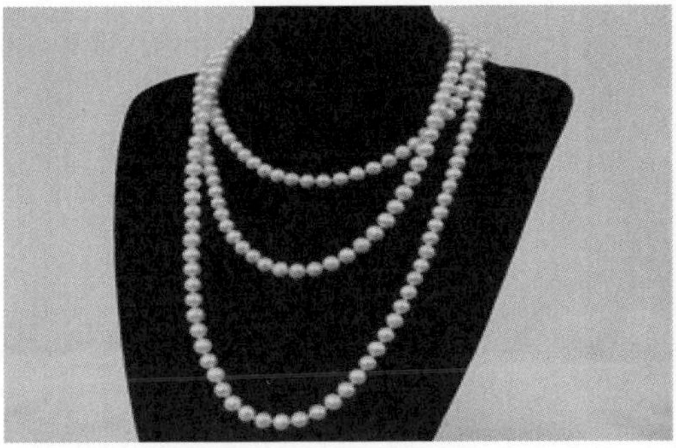 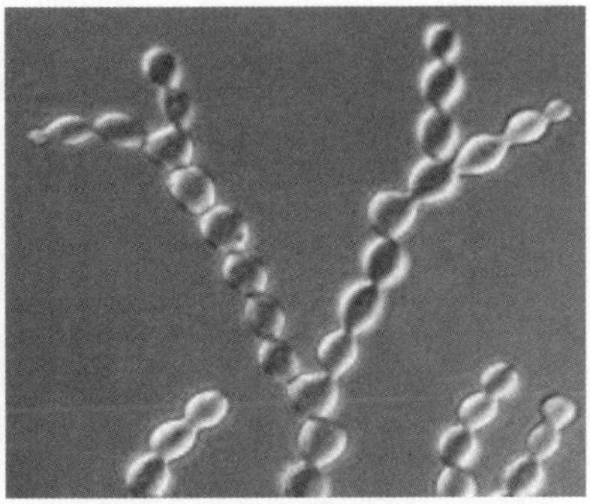

그림 16
모닐라 곰팡이의 모양(오른쪽 현미경 사진)이 진주 목걸이와 비슷하다.

현미경으로 이 곰팡이를 보면 구슬을 꿰어 놓은 모양을 하고 있어 목걸이라는 뜻의 라틴어 monile(목걸이)로부터 만든 용어이다. 또한 이 질환에서 나오는 흰색 삼출액에 의해 생기는 반점은 개똥지빠귀(thrush)의 목과 가슴에 있는 얼룩점과 비슷하다고 하여 thrush(아구창鵝口瘡)라고 부르고 있다.

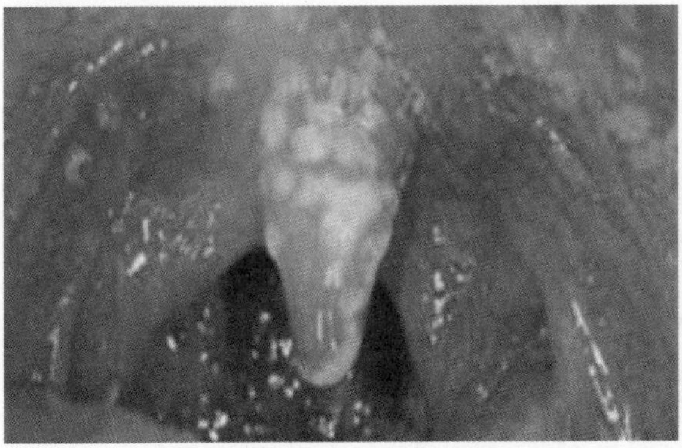 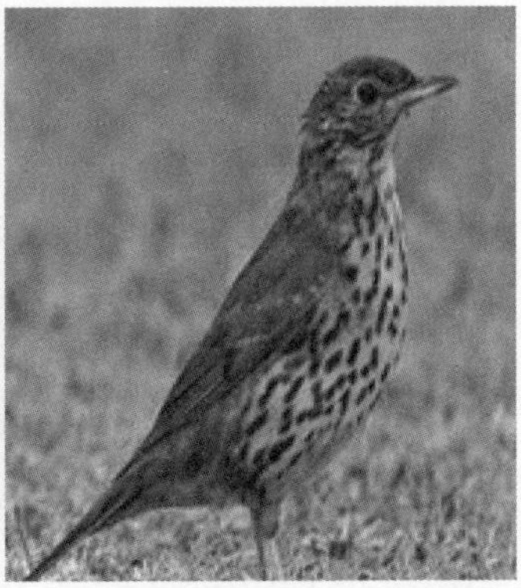

그림 17
칸디다증(모닐리아증, 아구창)에서 볼 수 있는 목안의 흰 반점(왼쪽)과 개똥지빠귀의 얼룩반점(오른쪽). thrush는 개똥지빠귀와 아구창의 두 가지 뜻으로 쓰인다.

거룩한 엉치뼈와 기독교의 부활, 그리고 머리뼈 술잔

엉치뼈는 척추의 맨 아래에 있는 오목한 삼각형의 뼈로 다섯 개의 엉치 척추뼈가 융합되어 있다. 로마 사람들은 이를 os sacrum으로, 그리스 사람들은 hieron osteon이라고 불렀으며 이들 두 용어 다 '거룩한 뼈'라는 뜻을 가진다. 이 뼈의 이름에 거룩하다는 것이 붙은 것에는 여러 가지 설이 있다.

하나는 땅에 시체를 묻었을 때 이 뼈가 맨 나중에 썩으며 또 기독교에서 죽은 사람이 나중 부활할 때 이 뼈가 중심이 되어 신체의 모든 부분이 다 모여서 재조합된다는 것이다. 구약 성경 에스겔(37:6~11)에 '너희 위에 힘줄을 두고 살을 입히고 가죽으로 덮고 너희 속에 생기를 넣으리니 너희가 살아나리라 ……. 이에 …… 이 뼈, 저 뼈가 들어맞아 뼈들이 서로 연결되더라.'라고 기록된 것에서 뼈가 연결되는 중심이 sacrum이라는 것이다.

다른 하나는 이 뼈가 고대인들이 신성하게 여긴 생식기관을 보호하는 역할을 한다는 것이다. 또 다른 하나는 이 뼈의 모양이 희생 제물을 담는 그릇과 비슷하며 신성한 의식을 행할 때 이 뼈를 사용했다는 것이다. 엉치뼈에 이어 있는 것이

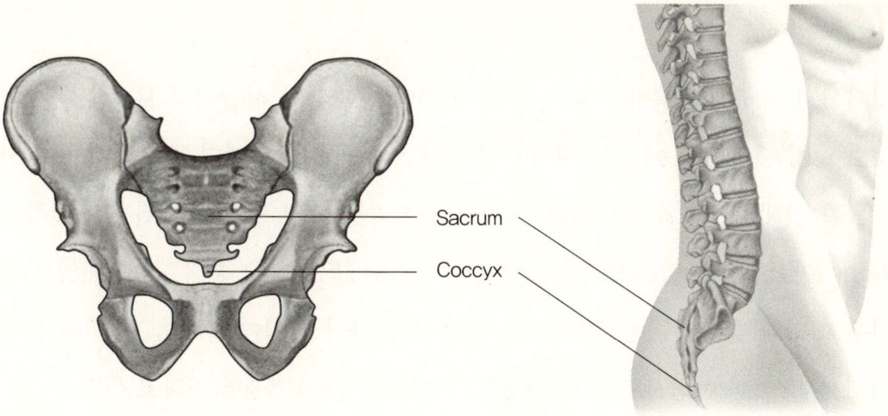

그림 18
엉치뼈는 척추의 맨 아래에 골반의 중심에 위치하고 있으며 그 아래로 꼬리뼈가 연결되어 있다.

꼬리뼈, 미골尾骨 coccyx이다. 이는 뻐꾸기의 부리 모양과 꼬리뼈 모양이 비슷하다고 해서 그리스어로 뻐꾸기인 kokkyx를 따서 이름 붙였다. 한편 이 뼈는 '호루라기 뼈(whistle bone)'라고 부르기도 하였으며 이는 이 뼈가 방귀가 만들어지는 위치와 관련 있다고 하여 붙여졌다.

중이中耳에 있는 작은 뼈의 하나로 고막鼓膜에 붙어 있는 망치 모양의 뼈를 malleus(망치뼈)라고 하며 이는 원래 망치, 공을 치는 방망이를 뜻한다. 이 뼈는 1503년 이탈리아의 아킬리니(A Achillini)가 처음 발견하였고 1543년 해부학자 베살리우스(Vesalius)가 이의 그림을 그리고 이름 붙였다. malleus의 축소형인 malleolus는 발목에 있는 복사뼈를 말한다. 복사뼈의 모양이 망치 머리와 비슷하다고 해서 붙여졌다. 그런데 중이에 있는 망치뼈는 중이에 있는 작은 뼈들 중에는 가장 크지만 실제 그 크기로 보면 복사뼈보다 훨씬 작은데도 오히려 복사뼈에 축소형인 malleolus가 쓰이고 있는 것이 흥미롭다.

두개골, 머리뼈를 가리키는 skull은 사발, 모자, 조가비를 가리키는 옛 노르웨이어 skal, skul에서 유래되었다. 이는 머리뼈의 모양이 사발이나 모자와 비슷하다고 하여 사용된 용어로 13세기 이후부터 쓰이기 시작하였다. 스칸디나비아 사람들이 건배하면서 skoal이라고 외치는 것은 머리뼈의 윗부분을 뒤집어 의식용儀式用 음료나 술을 담는 도구로 사용한 데서 유래되었다고 한다. 건배 제의를 한 다음 머리뼈 술잔을 부딪치는 것은 독살이 흔하던 시기에 술잔을 한 번에 들이키고 잔을 바꿔 마심으로 서로 안심할 수 있었던 데서 유래하였다고 한다.

기관氣管과 동맥, 그리고 정맥과 림프관

고대 해부학자들은 뚜렷한 모양을 가진 기관(trachea), 동맥과 정맥과 같은 혈관은 모두(창자는 빼고) 공기를 운반한다고 생각하였다. 특히 시체를 해부할 때 동맥에는 혈액이 없고 속이 비어 있음을 관찰하고 동맥 역시 공기를 운반하는 관으로 생각하였다. 이에 따라 히포크라테스는 그리스어의 aer(공기)와 terein(운반하다)를 합성하여 동맥을 공기 관管이라는 뜻으로 arteria라고 불렀으며 이는 기관氣管(trachea)을 가리키는 용어로도 쓰였다.

동맥과 기관의 혼동을 피하고 이를 구분하기 위하여 모양이 뚜렷하고 관의 벽에 주름이 있고 연골로 인한 이랑이 있는 기관을 arteria tracheia(거친 기관; 그리스어 trachus 거친, 라틴어로는 arteria asperia)로 불렀다. 그 후 1500년경부터 기관은 arteria tracheia에서 arteria를 빼고 단순히 trachea로 불렀다. 이에 비해 동맥이 혈액을 운반하는 것이 알려지면서 동맥을 arteria leiai(부드러운 공기 관)라고 부르기 시작하였다.

고대인들은 동맥과 달리 시체에서 혈액이 들어 있는 정맥은 혈액을 운반한다고 생각하였다. 2세기에 로마 시대 의학자로서 해부학, 생리학, 약리학, 병리학 등 여러 분야에서 큰 기여를 한 갈렌(Galen)은 동맥과 정맥을 구분하였으나 동맥은 심장에서, 정맥은 간에서 나온다고 생각하였다. 페르시아 의사로서 많은 의학과 철학 책을 저술한 아비세나(Avicena)는 동맥은 힘찬 박동이 있으나 정맥은 조용하다는 것을 관찰하였다. 동맥과 정맥의 개념이 분명하게 된 것은 1628년 영국 의사 하비(Harvey)가 순환계를 발견함으로 부터이다.

아리스토텔레스 역시 동맥을 arteria로 불렀으나 정맥을 가리키는 용어로는 phlebos(phleo 흐르다)를 사용하였으며 phlebos는 동맥을 포함하여 혈관을 통칭하는 용어로 사용하였다.

동맥이나 정맥과 달리 고대 해부학에서는 혈액이 아닌 물 같은 액체를 운반하는 관을 발견하고 이를 림프관이라고 불렀다(물론 당시에는 이를 정맥으로 보았다). 17세기 해부학자 바르톨린(Bartholin)은 림프관을 흐르는 액체가 맑다고 하여 림프(lymph)라고 이름 붙였다. 림프는 라틴어 lympha(맑은 물, 특히 샘에서 흘러나오는 깨끗한 물)에서 유래된 말로 이는 그리스신화에 나오는 물과 숲의 요정 Nymph에서 'n'이 'l'로 변한 것이다. 일반 명사로 nymphe는 신부 또는 결혼 적령기의 여성을 말하기도 한다.

완화 요법과 망토, 그리고 주교의 관冠과 심장 판막

의학 용어에는 행동하는 모습, 사물의 형태 내지 기능에서 유래된 것이 많다.

머리의 꼭대기 부분을 vertex(마루점~點)라고 하는데 이는 라틴어 동사 vertere(돌리다)의 명사형이다. 즉, vertex는 라틴어로 '소용돌이, 회오리바람, 산꼭대기, 머리의 맨 위'를 뜻한다. 사람의 머리 꼭대기에는 가마가 있는데, 이 부위에 있는 머리카락의 모양은 마치 머리카락이 회오리치는 모양과 비슷하다고 하여 붙여진 이름이다.

코털을 가리키는 용어는 vibrissa이며 이는 라틴어 vibrare(흔들다, 떨리다)에서 유래된 것이다. 많은 사람들이 무의식 중에 코털을 뽑곤 한다. 이때 그 사람은 반사적으로 머리를 흔들거나 뒤로 젖히게 된다. 이와 같이 코털을 뽑을 때 머리를 흔든다고 해서 코털에 이 같은 이름을 붙이게 되었다.

심장의 심실과 심방 사이에는 판막이 있으며 좌심실과 좌심방 사이의 판막은 2개의 판으로 되어 있어 이를 이첨판二尖瓣(bicuspid valve)이라고 하며 다른 말로는 승모판僧帽瓣(mitral valve)이라고 한다. 승모(miter)는 그리스어와 라틴어의 mitra(머리띠, 두건, 터반turban)에서 유래되었다. 승모는 천주교 주교가 쓰는 관冠으로 그 윗부분은 뾰족한 삼각형 판이 양쪽으로 갈라진 모양을 하고 있다. 이의 모양이 좌심실-좌심방 사이에 있는 이첨판과 비슷하다고 하여 벨기에 해부학자 베살리우스(Vesalius)가 이름 붙였다. 치과에서 작은어금니, 소구치小臼齒를 말하는 premolar는 bicuspid라고도 부르며 이 역시 치아의 윗면이 갈라져 있기 때문에 붙여졌다.

심장은 두 개의 심방心房과 두 개의 심실心室로 이루어져 있다. 그런데 이 구조에서 심방은 atrium과 auricle이라는 용어를 둘 다 쓴다. atrium은 원래 고대 로마 시대 집 입구에 있는 지붕이 없이 열린 공간인 현관 앞마당을 가리키던 용어이다. 이에 연유하여 혈액을 내보내는 심실에 혈액이 들어오기 전에 머무르는 곳, 즉 심방은 '심장의 현관'이라는 뜻으로 붙여진 용어이다. auricle은 라틴어 auris(귀耳)의 축소형인 auricula에서 유래된 것이다. 즉, 심실 윗부분에 위치한 심방의 모양이 축 늘어진 개의 귀와 비슷한데서 붙여진 용어이다.

의학에서 질병을 근본적으로 완치시키지는 못하고 다만 고통이나 증상 일부

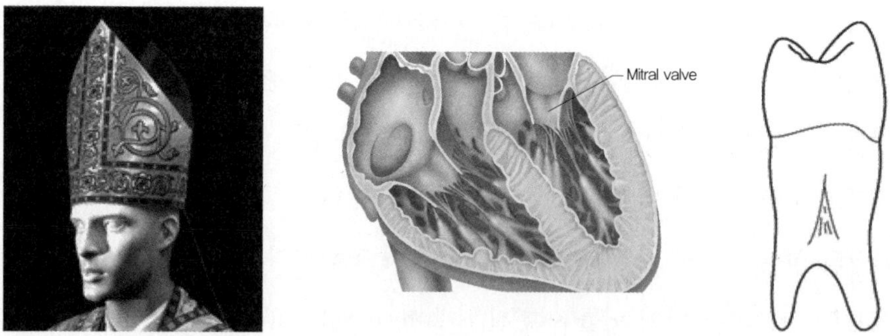

그림 19
주교의 관 miter, 심장의 이첨판(승모판) mitral valve 그리고 작은어금니 bicuspid

만 경감시키는 치료를 완화 요법緩和療法 palliative treatment라고 한다. 그런데 palliative(완화의, 경감의)라는 용어는 그 유래가 의외이다. palliative는 라틴어 명사 pallium과 이의 형용사형인 palliatus로부터 유래되었다. pallium은 고대 그리스 로마 학자들이 왼쪽 어깨에만 걸치게 되어 있는 외투, 망토로 소매가 한쪽에만 있다. 즉, 이 망토는 몸의 일부만 덮는 옷인 것이다. 이는 의학에서 질병을 근본적으로 완치시키지 못하고 증상만 완화시키는 것을 양쪽 어깨를 다 덮지 않고 한쪽 어깨만 걸치는 망토를 입는 것과 연상시켜 만들어진 용어이다.

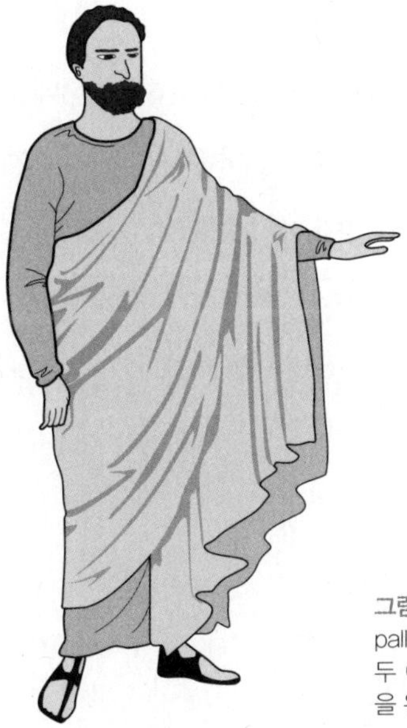

그림 20
pallium은 한쪽 어깨만 걸치게 되어 있는 망토이다. 의학 용어에서는 이것이 두 어깨를 모두 덮지 못하는 형태라는 것이므로 완전한 치료가 아니고 증상을 완화시킨다는 의미의 완화 요법 palliative라는 용어가 생겨났다.

발기 장애, 그리고 덮개 구조와 창녀

음경이 성적性的 자극이 없는데도 비정상적으로 지속적으로 발기하는 상태로 통증을 동반하는 것을 지속발기증 priapism이라고 한다. 이는 척수 손상, 방광결석, 낫(겸상)적혈구 빈혈(sickle cell anemia) 등에서 나타날 수 있다. 이 상태는 음경의 혈류 장애로 인한 것이며 심하면 조직 괴사가 나타날 수 있으므로 응급 치료가 필요하다. 이는 그리스 신화에서 정원庭園과 번식력의 신으로 디오니수스

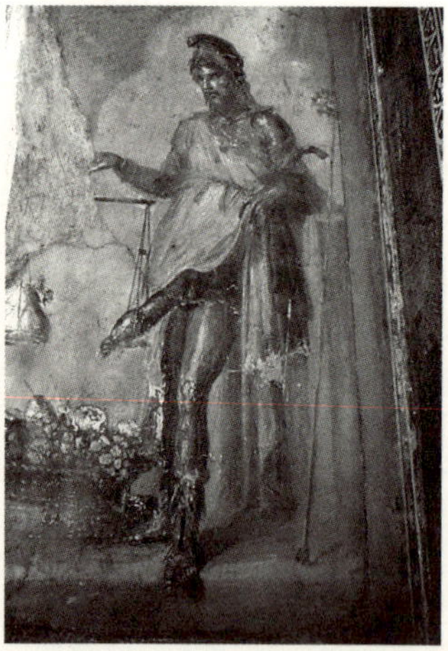

그림 21
음경이 항상 발기 상태로 있는 프리아푸스
(이탈리아 폼페이에 그려진 프레스코화)

(Dionysus)와 아프로디테(Aphrodite) 사이에서 태어난 프리아푸스(Priapus)의 이름에서 유래되었다. 프리아푸스 상像을 보면 한 손에 곤봉 또는 정원용 낫(칼)을 들고 있으며 거대한 음경을 나타내고 있다. 이의 모형은 정원이나 포도밭의 허수아비로 쓰인다.

이 용어의 다른 어원에 관한 설로는 트로이의 마지막 왕 Priam에서 유래한다는 것으로 그는 50명의 아들과 딸을 둘 만큼 성욕이 강했다는 전설이 있다.

불완전 성교 onanism은 성교를 할 때 사정射精하기 전에 음경을 질膣에서 빼는 것을 말한다. 이 용어는 성경 창세기(38:7~10)에 나오는 유다의 둘째아들 Onan의 이름에 접미어 -ism이 합해진 것이다. 즉, '유다의 장자長子 엘이 여호와가 보시기에 악하므로 여호와께서 그를 죽이신지라. 유다가 오난에게 이르되 네 형수에게로 들어가서 남편의 아우 된 바를 행하여 네 형을 위하여 씨가 있게 하라. 오난이 그 씨가 자기 것이 되지 않을 줄 알므로 형수에게 들어갔을 때에 그의 형에게 씨를 주지 아니하려고 땅에 설정泄精(땅에 사정射精함)하매 그 일이 여호와가 보시기에 악하므로 여호와께서 그도 죽이시니'라고 기록되어 있다. 즉, 오난이 성교 중 음경을 빼내고 땅에 사정(설정)한데서 유래되었다. 자위自慰의 뜻으로도 쓰이나 이는 어원으로 볼 때 맞지 않다.

창녀, 매춘부를 가리키는 prostitute는 라틴어로 '(매매를 목적으로) 공개적으로 진열하다, 배치하다, 노출하다'라는 뜻의 prostitutus에서 나왔으며 이는 pro(앞에)와 statuo(배치하다)가 합쳐진 용어이다. 즉, 이는 '빌려주기 위하여 진열하다'라는 뜻으로 여성을 빌려주기 위하여 대중 앞에 배치(진열)한다는 뜻이 된다. 네덜란드에서 홍등가에 유리창 너머로 여성들이 마치 쇼윈도에 진열되어 있는 것같이 있는 것을 볼 수 있다.

춘화, 도색 문학, 포르노 영화를 pornography라고 한다. 이는 그리스어로 창녀를 뜻하는 porne에 graphein(쓰다) 그리고 -y(상태, 행위를 나타내는 명사형 접미어)가 합쳐진 것이다. 용어 자체는 창녀에 관한 책을 뜻하나 현재 이 용어는 모든 종류의 음란물, 외설물을 총칭하는 데 쓰인다.

의학 용어로서 창녀와 연관 있는 것으로 fornix가 있다. fornix는 라틴어로 '원형 천장, 아치(arch)'를 뜻하며 의학에서는 둥근 천정 구조에 의하여 형성된 덮개 모양의 공간에 대한 일반 용어로 쓰인다. fornix of cerebrum(뇌활), fornix of vagina(질 천장), fornix of conjunctive(결막구석)등 여러 가지 해부학적 구조 이름에 쓰인다. 그런데 이의 동사형 fornicate와 동사의 명사형인 fornication은 엉뚱하게도 '결혼하지 않은 남녀 사이의 간음(하다), 간통(하다)'이라는 뜻이다. 이는 고대 로마 시대에 창녀들이 밤에 인적이 드문 공공 건물의 원형 천장 아래를 배회하면서 남성을 유혹하고 애정 행각을 벌인 데에서 유래하였다. '원형 천장 아래에 가다(go to the arches)'는 '창녀한테 간다'는 것을 뜻한다.

결석結石과 발꿈치, 그리고 수학

칼슘 calcium(원소 기호 Ca, 원자 번호 20)은 은황색의 금속 원소로 석회의 기초 성분이다. calcium은 라틴어로 석회암을 뜻하는 calx에 금속 원소를 나타내는 접미어 -ium이 결합된 것이다. 영국 화학자 데이비(H Davy)는 용해된 염화칼슘($CaCl_2$)에 전류를 흘렸을 때 작은 구형球形의 금속이 음극에 모이는 것을 발견하고 이를 calx물질이라고 하여 calcium으로 이름 붙였다. 연금술사들은 금속 또는 광물을 태울 때 남는 물질을 calx라고 하였다.

체내에서 칼슘은 뼈와 치아를 구성하고 신경 전달 및 근육 수축에 필수적이며 혈액 응고에 주요 인자로 작용한다. 병적으로 칼슘이 부족하면 신경 전달이나 근육 수축 장애가 나타나 경련이 나타날 수 있으며 폐경기 여성에서는 여성 호르몬이 감소하여 뼈가 스펀지 모양으로 되는 골다공증이 나타날 수 있다.

한편 칼슘이 혈관이나 뇌조직 등에 비정상적으로 침착하는 경우는 혈관이 막히거나 뇌기능 장애가 나타날 수 있다. 특히 콩팥, 요로 및 방광에 칼슘이 침착하여 결석 calculus가 생기기도 한다. 요로 결석을 경험한 사람은 숨을 쉴 수

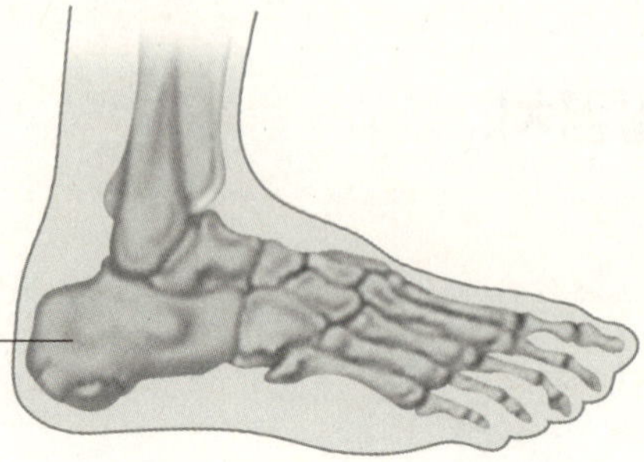

그림 22
발꿈치 뼈의 모양은 석회암 조각과 비슷하다고 하여 calcaneus라고 붙여졌다.

가 없을 정도로 통증이 심하다고 말한다. 그런데 체내에 병적으로 생성된 돌 calculus는 calx에 축소형 접미어 -ulus가 붙은 것으로 작은 돌, 즉 자갈이라는 뜻이다. 그리스어로는 이를 chalix라고 한다. 치과에서 calculus는 치석齒石을 가리킨다.

calx는 석회암을 뜻하기도 하지만 뒤꿈치를 가리키기도 한다. 이는 뒤꿈치 뼈가 석회암 조각과 비슷하게 생겼다고 하여 이름 붙여졌으며 발꿈치 뼈(종골踵骨)를 의학 용어로 calx에 특징, 성질을 나타내는 접미어 -aneus를 붙여 calcaneus라고 한다.

자갈 calculus는 고대에 여러 가지 용도로 쓰였다. 로마 시대에는 자갈을 도박용 칩으로 사용하였으며 투표할 때에도 사용하였다. 고대 그리스에서는 회계원이 계산할 때 우리의 주판과 비슷하게 모래판에 한 줄씩 작은 돌을 놓으면서 계산하였다. 즉, 기본적으로 자갈은 셈을 할 때에도 사용하였다.

기원전 1세기에 로마 건축 공학 기술자인 비트루비우스(Vitruvius)는 둘레를 알고 있는 바퀴를 이용하여 그 바퀴가 한 바퀴 돌 때마다 자갈이 한 개씩 다른 통에 떨어지게 하는 것을 고안하여 거리를 측정하였다. 그는 그 후 이것을 마차나

인력거에 부착하여 일정 거리를 간 다음 통속에 있는 자갈의 숫자에 따라 요금을 매기게 하였다. 즉, 요즘 쓰이고 있는 택시 미터기의 시초인 것이다. 이에 연유하여 자갈을 이용하여 셈을 한다고 하여 수학의 한 분야로 calculus(미적분학)라는 용어가 쓰이게 되었고 calculate(계산하다), calculator(계산기) 등이 파생되었다.

그러기에 calculus를 의학에서는 결석이라고 하며, 수학에서는 미적분학, 계산학을 가리킨다.

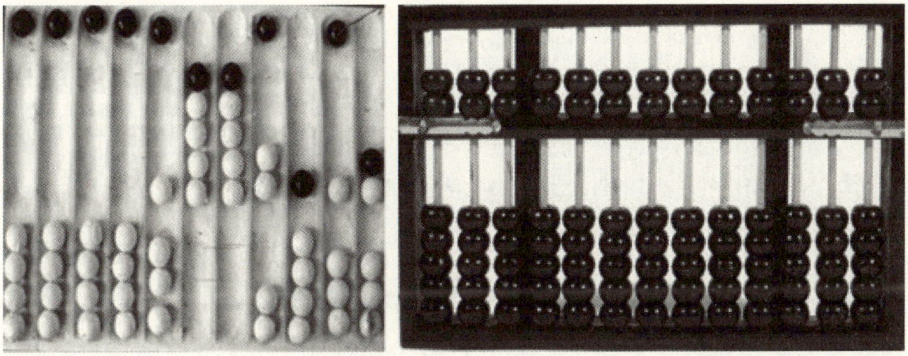

그림 23
고대에는 홈이 파진 곳에 자갈을 놓으면서 계산하였으며(왼쪽), 이의 개량된 형태가 우리가 쓰는 주판인 셈이다.

음식의 행로, 입에서 항문까지

우리의 소화기관은 입, 식도, 위胃, 소장小腸, 대장大腸 그리고 항문으로 연결된다. 소장은 십이지장十二指腸, 공장空腸, 회장回腸으로 구분하며, 대장은 맹장, 결장結腸, 직장直腸으로 구분한다.

식도 esophagus는 그리스어로 oiso-(운반하다)와 phagos(먹는 것)가 합쳐진 것으로 먹은 음식을 운반하는 통로라는 뜻이다. 이 용어는 식도라는 뜻 이외에 수로水路가 되는 협곡 또는 탄광의 예비 갱도를 뜻한다. 식도의 다른 말로 gullet가 있으며 이는 라틴어의 gula(목)의 축소형으로 좁은 식도를 작은 목으로 본 것이다.

위 stomach은 원래 그리스어로 '목, 식도'라는 뜻이며 같은 그리스어로 입이라는 stoma에서 유래되었다. 따라서 이 용어는 식도가 음식물의 통로로서 입(입구)(stoma)이 있다는 뜻을 가지고 있었으나 시대가 지나면서 '목 → 식도 입구 → 위 입구 → 위'로 차츰 바뀌게 되었다. 위의 뜻으로 고착된 것은 18세기 들어서이며 라틴어로 위는 ventriculus이다.

십이지장 duodenum은 라틴어 intestinum duodenum digitorum을 줄여 쓴

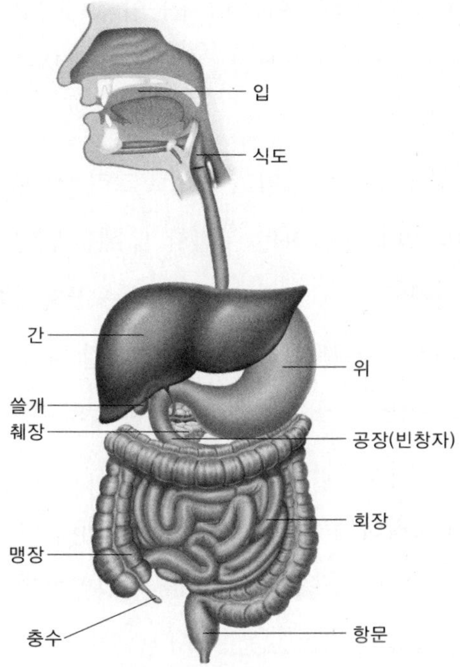

그림 24 소화기관

것으로 '12개의(duodeni) 손가락 폭'이라는 뜻이며 실제 십이지장의 길이가 25~38cm이다. 그리스 최초의 해부학자이자 의사인 헤로필루스(Herophilus)가 이의 길이에 기초하여 이름 붙였다. 소화에 가장 중요한 소화 효소와 담즙이 각각 췌장과 간으로부터 이곳으로 분비된다.

공장 jejunum은 십이지장과 회장 사이의 부분으로 해부학적인 구분은 뚜렷하지 않으나 현미경적인 차이가 있으며 십이지장에서 소화된 음식의 영양분이 대부분 여기에서 흡수된다. 이의 이름은 라틴어로 '굶은, 배고픈, 빈, 마른'이라는 뜻의 jejunus로부터 유래되었다. 이는 이 부분이 십이지장이나 회장보다 연동 운동이 상대적으로 빨라 죽은 다음 부검을 할 때 이 부분의 작은창자가 항상 비어 있었기 때문이다.

회장 ileum은 공장에서 맹장 사이 부분으로 그리스어로 '감다, 꼬이다'라는 뜻의 eilein에서 유래되었다. 수술 또는 부검할 때 배를 열면 모든 작은창자가 꼬여 있지만 빈창자와 막창자 사이 부분만 '꼬여 있는 창자', 즉 회장이라고 부른다. 이에 대한 설명으로는 이 부분이 다른 부위 보다 잘 막히기 때문이다. 창자 막힘증, 장폐색증 ileus의 어원도 같으나 완전히 다른 뜻의 용어이므로 혼돈하지 말아야 한다.

회장에서 대장이 시작하는 부위가 맹장 cecum이며 이는 막힌 주머니를 형성하고 있고 회장과 충수蟲垂가 열린다. cecum은 라틴어로 '눈이 먼, 눈에 보이지 않는, 숨은, 막다른'의 뜻을 가진 caecus에서 유래되었다.

소화관의 마지막인 항문 anus는 고리라는 뜻의 라틴어로 직장의 끝 배출구를 괄약근이 고리처럼 둘러싸고 있다는 뜻에서 쓴 것이다.

덩어리 음식이 핏속으로 흡수되게 하는 소화, 그리고 찌꺼기 처리

우리 몸은 최고의 정화 시설이라고 볼 수 있다. 먹은 음식은 소화라는 과정을 거쳐 대부분의 영양소는 다 흡수되고 일부만이 몸 밖으로 배설된다. 먹는 음식의 종류와 양에 따라 다르지만 서양인의 경우 하루 대변량은 120~130g 정도이고 그것도 수분이 75%라고 하니 굉장한 처리 효율을 가진 기기임은 틀림없다. 아마 사람의 소화기관 기능 정도를 가진 정화 기기를 만들 수만 있다면 환경 문제는 해결될 수 있을 것으로 생각된다.

소화는 덩어리로 먹은 음식이 기계적인 과정과 효소에 의한 화학적 과정을 거치면서 작은 분자로 쪼개져서 피 속으로 흡수되게 하는 과정이다. 소화 digestion은 '나누다'라는 접두어 di-에 '운반하다'라는 gestus(gerere의 과거분사형)가 결합된 것으로 '잘게 쪼개어 운반하다'라는 뜻이 된다.

소화의 시작은 입에서 씹는 기계적 과정과 침에 들어 있는 아밀라아제(amylase)에 의하여 암죽으로 되는 것이다. 이후 위로 들어가서 위액과 펩신(pepsin)에 의해 반액체 상태로 된 다음 십이지장에 들어가게 된다.

pepsin은 그리스어로 '부드럽게 하다'라는 peptein에 과정을 나타내는 접미어 -sis(pepsis소화), 그리고 물질을 나타내는 접미어 -in이 합쳐진 것으로 단백 분해 효소의 하나이다. 일반적으로 효소는 접미어 -ase를 붙이는 것이 원칙이나 pepsin은 -ase가 널리 쓰이기 전에 발견되어 단순히 소화 작용을 하는 물질이라는 뜻으로 -in이 붙었다. 단백 분해 효소의 일반 명칭은 protease(protein + -ase)이다. 소화 불량은 pepsis에 '나쁘다, 어렵다'는 뜻의 접두어 dys-와 병적 상태를 나타내는 접미어 -ia를 붙여 dyspepsia 라고 한다.

십이지장에서는 췌장(pancreas)으로부터 분비된 각종 소화 효소들에 의하여 모든 영양소가 흡수될 수 있는 분자 상태로 된다.

pancreas는 그리스어로 '전부, 전체'라는 뜻의 pan에 살코기라는 뜻의 kreas가 합쳐진 용어이다. 기원전 300년경 그리스 해부학자이자 의사인 헤로필루스(Herophilus)는 이 장기의 구조가 균질성을 가지고 있어 전부 살코기라고 기술하면서 이 용어를 사용하였다. 이 장기臟器는 요리 재료로도 쓰이며 요리 재료 이름으로는 sweetbread라고 한다. 췌장은 인슐린(insulin)같은 호르몬을 분비하는 내분비샘과 소화 효소를 분비하는 외분비샘을 모두 갖고 있다. 한의학에서 비위脾胃라고 하는 것은 해부학적으로는 위와 비장脾臟(지라)을 가리키나 내용적으로 보면 실제로 비장은 대부분 췌장을 일컫고 있다. 췌장에서는 trypsin 등 단백 분해 효소, lipase 등 지방 분해 효소, amylase 등 탄수화물 분해 효소 등 모든 소화 효소를 분비한다.

trypsin은 그리스어로 '문지름, 마찰'이라는 뜻의 tripsis에 -in이 붙은 것이다. 이는 독일 생리학자 퀴네(W Kühne)가 췌장을 갈아서 이 효소를 얻었기에 '갈아서 만든 물질'이라는 이름을 붙였다. pepsin과 마찬가지로 대부분 효소 이름에 붙는 -ase라는 접미어가 공통적으로 쓰이기 전에 이름 붙여졌기 때문에 -ase가 붙어 있지 않다.

지방을 효과적으로 분해하기 위해서는 간肝에서 분비되는 담즙이 먼저 지방을 미포(마이셀, micelle) 상태로 만들어 리파아제(lipase, 지방 분해 효소)가 작용할 수 있는 표면적을 크게 하여야 한다. 담즙의 이 같은 작용은 지방 용해성 비타민인 A, D, E, K의 흡수에도 중요하다.

간 liver는 '살다'라는 영어의 live, 독일어의 leben과 관계있다고 보고 있다. 즉 liver와 life(생명)가 같은 어원으로 보고 있다. 옛 영어로 간은 lifer이며 독일어로는 Leber이다. 기원전 300년경 고대 바빌로니아 성직자들은 제사 지낸 양羊의 간이 모든 길흉사를 예언해 준다고 믿었고 이의 진흙 모형을 만들어 사람들의 미래를 점치는 데 사용하였다. 그런데 간의 중요한 기능인 소화나 대사에는 전혀 관심이 없었다. 간의 기능에 관한 기록은 17세기 중반에 기술되기 시작하였고 19세기 중반에 프랑스 생리학자 베르나르(C Bernard)가 간의 기능을 처음으로 알아내고 간이 생명체의 진정한 '실험실' 역할을 하는 중요 장기라고 하였다.

효소를 나타내는 공통적인 접미어는 -ase이다. 이는 diastase의 준말이며 이는 '분리'라는 뜻의 그리스어 diastasis에서 유래되었다. 디아스타아제는 최초로 발견된 효소로서 맥아에서 추출하였으며 녹말을 가수 분해, 즉 '녹말의 구성 성분을 분리하는 물질'이란 뜻으로 만들어진 용어이다. 디아스타아제와 아밀라아제는 같은 뜻으로 쓰이며, 아밀라아제(amylase)는 그리스어로 녹말 amylon을 분해하는 효소라는 것이다. 침으로 분비되는 프티알린(ptyalin) 역시 아밀라아제이다. ptyalin은 그리스어로 '침(타액)'을 뜻하는 ptyalon에 있는 물질이란 뜻이다. ptyalon은 침을 뱉을 때 내는 퉤퉤하는 소리에서 나온 소리흉내말이다.

그후 각종 물질을 분해하는 효소가 계속 발견됨에 따라 모든 효소 이름에 붙이는 접미어로 -ase를 쓰게 되었다.

소화 과정에서 그리고 흡수되지 않는 물질이 대장을 거쳐 대변으로 배설될 때까지 장내에서는 가스가 발생하며 대부분 트림이나 방귀로 체외로 배출된다. 위나 창자에 차있는 가스를 배출하게 하는 약, 즉 위장 내 가스 배출제를 carminative라고 한다. 이는 어원으로 볼 때 창자의 가스와 상관없는 용어로 '양털을 빗질하다'라는 뜻의 라틴어 carminare에서 유래되었다. 이는 아마도 양털을 빗질하는 것은 털이 엉킨 것을 풀어주는 목적이므로 소화 불량을 일으키는 여러 가지 물질, 가스 등을 제거한다는 뜻으로 붙여진 것으로 생각한다. 박하를 장내 가스 제거 목적으로 과거에 많이 사용하였으며 요즘 식당 계산대에 박하사탕을 두고 손님에게 제공하는 것은 상당히 과학적이라고 볼 수 있다. 실제로 박하는 하부 식도 괄약근을 이완하여 위에 있는 가스를 트림을 통해 배출하는 효과가 있다. 방귀는 의학 용어로는 flatus라고 하며 이는 라틴어로 바람 불기, 호흡이라는 뜻이며 목관악기 flute와 어원이 같다. 일반 용어로 방귀는 gas로도 쓰지만 fart를 쓰며 이는 크게 소리 내어 뀌는 방귀 소리의 소리흉내말이다.

세균과 기생충의 이름; 회충과 '역전 앞', 그리고 성수채 곰팡이

현대 미생물학의 창시자인 폴란드 출생의 독일 식물학자 콘(FJ Cohn)은 미생물을 bacteria(짧은 막대균), bacilli(긴 막대균) 및 spirilla(나선형 균)로 구분하였다.

세균 bacteria는 bacterium의 복수형으로 그리스어로 군대 장교들이 사용하던 작은 지팡이 bacterion에서 따온 것이다.

막대균, 간균桿菌 bacillus는 막대 모양을 가진 세균을 말하며, 처음에는 물결 모양의 vibrio와 구분하기 위하여 만든 용어이다. bacillus는 라틴어로 작은 막대를 뜻하는 bacillum에서 나왔으며 이는 막대, 지팡이라는 baculum의 축소형이다.

대장균은 일반인에게 가장 친숙한 세균 이름일 것이다. 대부분 온혈동물의 대장에서 정상적으로 살면서 비타민 K 생성에 관여하며 일부 균주를 제외하고는 병을 일으키지 않는다. 식품의 오염 정도를 나타낼 때 대장균이 얼마가 나왔다고 하는 것은 그 균 자체가 위험한 것이 아니라 식품 처리 과정에서 세균에 오염되었음을 나타내는 지표인 것이다. 이 균은 독일 소아과 의사이자 세균학자인 에스케리히(T Escherich)가 대변에서 발견하였으며 그의 이름을 따서 *Escherichia* *coli*라고 이름 붙였다. 독일어 발음법에 따라 ch는 sh로 발음하지 않고 k로 발음하여야 한다.

장티푸스를 일으키는 *Salmonella*균도 이를 발견한 미국 세균학자인 살몬(DE Salmon)의 이름을 따서 붙였다. 연어 salmon과는 상관없다.

콜레라를 일으키는 비브리오 균(*Vibrio*)은 짧고 약간 구부러진 모양을 하고 있으며 활발히 움직이는 막대 균이다. 이 균을 처음 발견한 이탈리아 해부학자 파치니(F. Pacini)는 이 균이 흔들면서 움직인다고 해서 라틴어 vibrare(흔들리다, 떨리다)에서 따서 이름 붙였다. 가장 흔한 *Vibrio comma*는 그 모양이 마치 콤마(,)와 같다고 하여 붙여졌다.

프로테우스 *Proteus*는 활발한 운동성을 가진 균이나 병원성은 강하지 않다. 이 균의 특징은 배양할 때, 시기에 따라 여러 형태의 집락集落을 보인다는 것이다. 이는 그리스 신화에 나오는 바다의 신 프로테우스(Proteus)에서 따온 것이다. 프로테우스는 포세이돈(Poseidon)의 부하로서 예언 능력이 있으며 자신의 형태나 모습을 마음대로 바꾸는 능력(예를 들면 사자, 뱀, 멧돼지로 변신하기도 하고, 불, 물, 나무로도 탈을 바꾼다)을 가지고 있었다. 이의 형용사형인 protean은 의학적으로는 '어떤 질병이 다양한 형태의 증상, 징후를 나타내는 경우(예: 매독)'에 사용하며 일반적인 뜻으로는 '다양성, 유연성, 적응성' 등 긍정적인 뜻으로 쓰인다.

클로스트리듐(Clostridium)균은 파상풍, 가스괴저병, 보툴리눔독소증 등을 일으키는 세균이다. 이 균은 속홀씨(내생포자)를 형성한 후 방추放錘와 비슷한 모양을 한다고 하여 그리스어로 실, 옷감을 짜는 실, 방추를 뜻하는 kloster에서 따온 이름이다. 이에 속하는 *C. difficile*는 이 균을 '배양하기가 매우 어렵다'고 해서 라틴어로 어렵다는 뜻의 difficile을 붙였으며 *C. perfringens*는 괴사壞死를 일으키는 효소를 생성한다고 해서 라틴어로 '분해하다, 해체하다, 분쇄하다'라는 뜻의 perfringere를 붙였다.

브루셀라증 brucellosis는 발열과 심한 땀, 근육통이 특징인 전염병으로 원래 염소나 양에서 볼 수 있었으나 사람도 감염된다. 이 병은 *Bacillus melitensis*에 의한 것으로 지중해 몰타(Malta) 섬에서 오염된 염소젖을 마신 군인에게서 이 병을 처음 확인되었다. 멸균하지 않은 우유나 감염된 가축의 고기를 완전히 익히지 않고 먹을 때 감염된다. 이 병의 이름은 이를 처음 확인한 영국군의관 브루스(D Bruce)의 이름을 따서 붙였으며 균 이름의 melitensis는 몰타 사람을 뜻하는 라틴어에서 따온 것이다.

회충 ascaris는 1960년대까지만 해도 우리나라 사람들이 많이 감염되었던 기생충이다. ascaris는 그리스어로 장내腸內 기생충이라는 뜻이다. 이의 어원은 확실하지 않으나 그리스어 asketos(안전부절하지 못하는)와 관련 있는 것으로 보며 이는 기생충 감염증 환자의 상태를 나타낸 것으로 보인다. 이 용어는 히포크라테스 때부터 사용하였다. 이의 학명은 *Ascaris lumbricoides*이며 여기에서 lumbricoides 역시 '장내 기생충'이라는 뜻의 라틴어 lumbricus에서 온 것으로 '역전 앞'이라고 하는 것과 마찬가지로 같은 뜻의 두 용어가 중복 사용되고 있다.

흡충吸蟲 fluke는 과거에는 디스토마라고 불렀던 기생충으로 허파에 기생하는 *Paragonimus westermani*와 간에 기생하는 *Clonorchis sinensis*가 있다. 의학에서는 기생충 중에 납작한 모양을 하고 있는 흡충류를 가리킨다. 그러나 원래 fluke는 넙치류의 생선을 일컫던 용어이다. fluke의 또 다른 뜻인 '요행, 뜻밖의 행

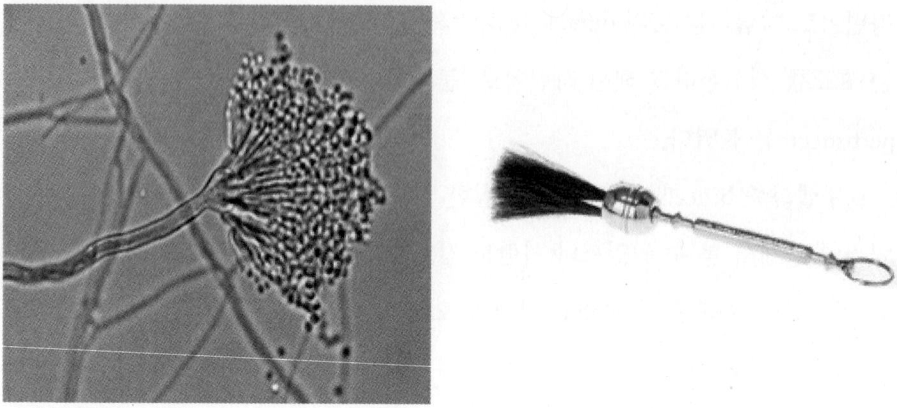

그림 25
Aspergillus 곰팡이(왼쪽)는 그 모양이 천주교 사제가 쓰는 성수채(오른쪽)와 비슷하여 붙여진 이름이다.

운, 당구에서 공이 요행수로 맞는 것(소위 후루꾸)'과의 관계는 확실하지 않으나 넙치가 초보 낚시꾼에도 잘 잡힌다는 것에서 유래하였다고도 한다. *P. westermani*의 이름은 네덜란드 암스테르담 동물원 사육사 웨스터만(P Westerman)의 이름을 딴 것으로 그는 벵갈 호랑이에서 이 감염을 처음 발견하였다. 간흡충 *Clonorchis sinensis*에서 clonorchis는 고환(orkhis)이 여러 갈래의 가지(klon)로 나누어져 있다고 하여 붙여진 것이며 sinensis는 중국을 뜻한다.

의학적으로는 피부 질환을 일으키고 상업적으로는 일본 술을 발효할 때 쓰이는 곰팡이로 아스페르길루스(*Aspergillus*)가 있다. 이 곰팡이는 이탈리아의 사제司祭이자 생물학자인 미켈리(PA Micheli)가 발견하였다. 그는 이 균의 모양이 천주교 사제가 성수聖水를 뿌릴 때 쓰는 작은 빗 모양의 채와 비슷하다고 하여 라틴어로 성수채인 aspergillum(<aspergere 뿌리다)의 이름을 따서 붙였다.

소의 턱에 종양 모양을 가진 질병을 일으키는 곰팡이인 방선균放線菌

actinomyces는 사람에서도 입 주변, 내장 장기, 허파 등에 고름집膿瘍을 형성한다. 이 곰팡이는 방사선 모양을 하고 있어 이를 발견한 독일의 벨링거(Bellinger)는 방사선곰팡이(Strahlenpilz)라고 하고 actinomyces로 이름을 붙였다. 그리스어로 aktis는 '광선, 방사선'이며 mykes는 '곰팡이'를 뜻한다.

4 약에 얽힌 이야기

Language & Medicine

인류 최초의 직업은 약리학자이다?

우리는 가끔 '인류 최초의 직업은 무엇일까?'라는 질문을 할 때가 있다.

많은 사람이 인류 최초의 직업은 농업이라고 하고, 누구는 사냥이라고도 하고, 더러는 건축가라고도 한다. 그러나 곰곰이 생각해 보면 원시인들은 굳이 농사나 사냥을 하지 않아도 먹는 데에는 별 걱정이 없었을 것이고 집도 굳이 지을 필요도 없었을 것이다. 실제로 원시인들에게 가장 중요하고 노력을 기울여야 했던 것은 병을 고치고 생명을 보존하려는 것이었을 것이다. 따라서 주변의 수많은 열매나 풀, 곡식들 중에 어떤 것은 먹고 어떤 것은 먹지 말아야 하는지를 구분하는 것, 나아가 어떤 증상이 있거나 병에 걸렸을 때 어떤 열매나 풀을 먹어야 하는지 등 약초의 성상을 정확히 알아내야 하는 것이었을 것이다. 그래서 '멋진 신세계'를 쓴 영국 출신의 작가 헉슬리(AL Huxley)는 "최초의 인간은 농부이기 이전에 약리학자이었다."라고 하였다. 즉, 주변의 수많은 풀과 열매, 나무껍질, 뿌리 등을 하나하나 관찰하여 어떤 질병이나 증상에는 어떤 것을 먹고, 어떤 것은 생명에 위험하므로 절대 먹지 말고 대신 자신들만의 비방秘方으로 사냥에 독으로 사용하였던 것이다. 그래서 약이라는 drug는 마른 풀이라는 뜻의 프랑스어 drogue, 네델란드어 droog에서 유래되었다. 우리나라도 기본적으로 초근목피草根木皮에서 약을 얻었었다. 한자어 藥도 풀어보면 '풀 초(艸)'와 '즐거울 락(樂)'으로 되어있다. 즉, 특정한 풀을 먹으므로 즐거움을 얻는다는 것이다. 요즘 쓰는 간체로는 葯이라고 쓰며 이 역시 '풀 초(艸)'와 '약속 약(約)'으로 되어 있어 '어떤 풀을 먹으면 확실히 어떤 증상이 없어지고 병이 낫는다.'라는 뜻으로 볼 수 있다.

성경에는 무화과(열왕기하 20:7, 이사야 38:21), 올리브 기름 또는 감람유(누가복음 10:34), 유향(예레미야 51:8~9)은 상처를 치료하는 약으로, 포도주는 상처 소독약으로(누가복음 10:34), 쓸개 탄 포도주는 진통제로(마태복음 27:34), 합환채合歡菜(mandrake)는 최음제催淫劑로(창세기 30:16) 사용한 것으로 기록되어있다.

최근에는 화학과 생명 과학이 발달하여 합성 의약품이 많이 개발되고 있지만 20세기 중반까지만 해도 대부분 자연에서 약의 재료를 얻었고 한의학에서는 지금도 자연의 약초에 의존하고 있다.

옛날에는 의학 및 이의 교과 과정을 physic과 materia medica 두 가지로만 분류하였다. physic(물리학 physics와 생리학 physiology 그리고 물리학자 physicist와 내과 의사 physician 참조)은 질병의 자연적인 경과를 다루었으며 materia medica(약물학)는 약물을 이용하여 질병의 경과를 어떻게 변동시키느냐를 다루었다. 약물학 용어 자체는 '의약의 재료'를 뜻하며 약리학(pharmacology)이라는 용어가 쓰이기 전에 사용되던 것이다. 약물학은 그리스의 의사이자 약리학자 및 식물학자이었던 디오스코리데스(Dioscorides)가 기원 후 57년에 처음으로 "materia medica"라는 책을 펴냈다. 우리나라에서 가장 오래된 의약 서적으로는 1240년대 고려 고종 때 발간된 향약구급방鄕藥救急方이 있다. 조선 시대에는 세종대왕이 우리나라에서 나오는 약재, 즉 향약鄕藥을 종합하여 질병에 따라 처방 등을 기술한 향약집성방鄕藥集成方 85권 30책을 발간하게 하였다(1399년). 그 후 선조 때 허준은 동의보감東醫寶鑑을 편찬하였다(1610년). 동의보감은 세계 기록 문화 유산으로 등재될 만큼 위대한 의학 서적이다. 그러나 그 내용에 대하여 아직 과학적으로 완전히 입증되지 못하고 있다. 500년 전에 기록된 약재가 지금의 것과는 차이가 있을 것이며 "동의보감"에 나오는 약재와 처방은 과학적 근거에 의하기 보다는 경험에 의한 기록이다. 약리학에서 가장 권위 있는 교과서가 1940년대에 처음 나왔는데, 현재 우리가 쓰고 있는 약 가운데 그 책에 기재되어있는 것은 5% 정도밖에 되지 않는다. 불과 70여 년 동안 만에 효과가 적거나 부작용이나 독성이 심한 수많은 약들은 보다 효과적이고 부작용이 적은 약으로 대체되었기 때문이다. 우리의 "동의보감"이 진가를 발휘하려면 거기에 기재된 약재에 대하여 유효 성분을 밝히고 채취 연도와 채취 지역에 따라 단위 무게당 유효 성분의 함량 등을 표시하는 등 약재의 표준화가 시급히 이루어져야 할 것이다. 과학적 근거가 뒷받침되지 않는 것에 대하여 단지 동의보감에 기재된 것이라고 맹신하는 것은 지양해야 할 것으로 본다.

초근목피草根木皮에서 얻은 약물들

페루 원주민은 말라리아나 다른 열병에 특효약으로 기나幾那나무 cinchona의 껍질을 갈아 달인 물을 마셨다. 남미가 원산지인 이 나무껍질의 주요 알칼로이드(천연물에서 추출한 알칼리성 화합물로서 질소 N기를 가지는 물질)는 퀴닌(키니네, quinine)이다.

cinchona는 당시 페루를 지배하고 있던 스페인 총독의 부인 Chinchon 백작의 이름을 따서 붙인 것으로 그는 이 약물을 먹고 열병에서 회복되었다고 한다. 그래서 이 약물은 '백작부인 분말', '페루 분말'이라고도 하고 또 예수회(Jesuit)나 추기경(Cardinal de Lugo)이 주로 수입하였다고 하여 '예수회 나무껍질(Jesuit's bark)', '추기경 나무껍질(cardinal's bark)'이라고도 하였다. Chinchon이 Cinchon으로 바뀐 것은 식물분류학자 린네(Kv Linne)의 표기 오류에 의한 것이다.

퀴닌(quinine)은 스페인어로 키나나무 껍질을 뜻하는 quina에 물질을 뜻하는 접미어 -ine가 붙은 것이다. 우리나라에서는 최초의 서양식 의료 기관인 제중원(세브란스병원, 연세대학교 의과대학의 전신)에서 처음 사용하였으며 당시에는 최고의 명

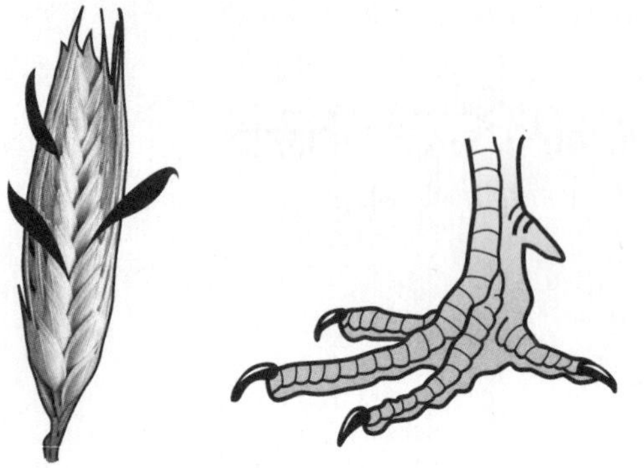

그림 26
호밀에 기생하는 맥각(왼쪽, 까만색)은 그 모양이 닭 발톱이라는 뜻의 ergot로 이름 붙여졌다.

약 중 하나이었다. 금계랍이라고도 알려진 이 약은 해열제로 특효이었다. 한편으로 이약은 쓴 맛이 매우 심하여 엄마들이 아기들의 젖을 뗄 때 엄마 젖꼭지에 이약을 발라 쓴맛 때문에 아기가 더 이상 엄마 젖을 빨지 않도록 하는 데도 쓰였다. 현재는 치료제로는 별로 사용되고 있지 않고 말라리아 치료에도 2차 약으로만 쓰인다. 그러나 요즘도 이를 토닉워터에 섞기도 하며 진 토닉 칵테일에 섞기도 한다.

퀴닌의 이성체異性體인 퀴니딘(quinidine)은 심장부정맥 치료제로 쓰인다.

맥각麥角, 에르고트 ergot는 호밀에 번식하는 맥각균(*Claviceps purpurea*)을 건조한 것으로 여기에 포함된 알칼로이드이다. 여기에는 혈관 수축 작용, 자궁 수축 작용을 가진 물질을 비롯하여 환각제 LSD도 함유되어 있다. 오랫동안 편두통, 자궁 수축제로 사용하여 왔다. ergot는 옛 프랑스어로 닭발톱을 뜻하는 argot에서 유래되었으며 이는 맥각균에 감염된 호밀의 낟알이 짙은 자줏빛을 띠며 모양이 닭 발톱같이 낫 모양으로 되는 데 연유하여 붙여진 이름이다.

구토 유발제로 쓰이는 ipecac 토근吐根은 브라질의 원주민 인디언 언어 ipecacua

가 포르투갈어로 변질된 ipecacuanha의 준말이다. 브라질 원주민 언어로 이는 pe(납작한)+kaa(풀, 잎)+quana(구토)를 합친 것이며 nha는 이 용어를 포르투갈어로 바꾸면서 붙은 어미이다. 즉, 키가 작은 풀(식물)로서 구토를 일으킨다는 뜻을 가진다. 네덜란드 의사 피소(Piso)가 이질痢疾 치료의 비방으로 유럽에 소개하였으나 근래에는 구토 유발제로만 쓰이고 있다.

디기탈리스 digitalis는 심장 근육의 수축력을 강하게 하는 강심제로 울혈성 심부전 치료에 없어서는 안 되는 매우 중요한 약물이다. 울혈성 심부전은 심장의 수축력이 약하여 펌프 기능을 제대로 하지 못할 때 허파를 비롯하여 온몸에 부종이 나타나고 소변이 제대로 나오지 않는 상태로 매우 위험하다. 디기탈리스는 *Digitalis purpurea*의 잎에서 추출한 것으로 digitalis라는 이름은 독일의 의사이자 식물학자인 푹스(L Fuchs)가 이의 꽃 모양이 바느질할 때 쓰는 골무와 비슷하다고 붙인 독일어 이름 Fingerhut(finger hat)를 라틴어로 표기한 것이다. 이 식물의 영어 이름은 foxglove이나 이의 유래는 확실하지 않다.

아편은 그 속에 함유된 모르핀과 코데인을 분리하여 진통제로 널리 쓰이고 있다. 아편 제제 중에 파레고릭(paregoric)이라는 팅크 제제(알코올이 든 제제)가 있다. 이는 미국 약전 기준으로 100cc에 모르핀(morphine) 40mg이 함유되어 있어 통증, 기침, 설사 치료에 사용하며 19세기까지 가정 상비약으로 널리 사용되었다. paregoric은 그리스어로 '위로하고 달래는 말투로 강연하다'라는 뜻으로 pare(옆의, 주변의)+agora(정치 또는 상업적 또는 정치적 집회를 위한 광장)+ic(물질을 나타내는 접미어)로 된 용어이다. 그리스에서 많은 사람들이 모이는 광장에서 행해지는 연설은 대부분 도덕성을 강조하거나 성난 사람을 달래고 위안하는 연설이었다. 따라서

paragorein은 위로하고 달래는 연설을 가리키게 되었고 나아가 고통을 달래는 약을 가리키는 데 쓰이게 되었으며 18세기에 들어서 아편을 함유한 이 제제에 이 이름을 쓰게 되었다.

기호품과 약물 중독

현재 전 세계에서 가장 널리 애용되고 있는 기호품은 아마 커피일 것이다. 또한 기호품이지만 가장 많은 문제를 갖고 있는 것은 담배와 코카인일 것이다.

옛날 아라비아 양치기들은 양들이 커피 열매를 먹으면 밤새 잠도 자지 않고 뛰어논다는 사실을 알고 있었다. 또한 그곳 수도원장은 그 열매로 음료를 만들어 철야 기도 때 마셨다. 이것이 커피를 마시게 된 동기가 되었고 서양 세계에 알려지게 되었다. coffee는 아라비아어 qahwah가 프랑스어 café, 이탈리아어 caffè를 거쳐 변한 것이다. 아라비아어의 qahwah를 터키 사람들은 'kahveh'로 발음하였다. qahwah의 어원은 qahiya(식욕이 없음)이며 커피를 식욕이 없을 때 치료약으로 사용한 데서 유래되었다. 이의 주성분인 카페인(caffeine)은 caffe에 물질을 나타내는 접미어 -ine가 붙은 것이다.

커피 한 잔에 들어있는 카페인의 양은 커피콩의 종류, 볶는 방법, 내리는 방법 등에 따라 다르나 대체로 약 100mg 정도이다. 커피콩 자체에 들어 있는 카페인 양은 볶는 것에 따라 별 차이가 없고 다만 볶을 때 콩의 무게가 가벼워지고 부피는 커지기 때문에 함량 표시를 하는 방법(무게당 또는 부피당)에 따라 오해가 생긴다. 카페인은 대체로 안전한 약물이라고 인정하고 있으며 실제로 치사량은 약 10g 정도이어서 하루 100잔을 마셔야만 사망에 이른다는 계산이 나온다. 차茶에는 마른 잎 기준으로는 커피보다 많은 양의 카페인이 들어 있으나 일반적으로 엷게 타서 마시므로 섭취되는 카페인 양은 적다.

홍차에 많이 들어있는 테오필린(theophylline)과 코코아에 많이 들어있는 테오브로민(theobromine)은 카페인과 같은 잔틴(xanthine) 화합물이나, 붙어 있는 메칠(methyl-)기의 숫자와 위치만 다르다.

코코아 씨(콩)에서 추출한 테오브로민 theobromine은 그리스어로 theo(신神)+broma(음식)+-ine(물질)이 합쳐진 것이다. 페루 원주민들은 코코아나무의 잎을 각성제로 사용하였으며 코코아나무를 '잉카의 신성神聖 식물'이라고 불렀다. 여기에서 식물학자 린네는 나무 이름을 '신의 음식'을 뜻하는 *Theobroma cacao*로 붙였다. 이의 씨를 발효시켜 만든 것이 초콜릿이다. 발효하지 않은 코코아 씨는 쓴 맛이 매우 강하다.

테오필린 theophylline의 어원에서 -phyll-은 잎을 뜻하지만 코코아 잎보다는 코코아 씨에 훨씬 많이 들어 있다. 처음에는 이뇨제로 주로 사용하였으나 평활근 이완 작용이 강하여 기관지 천식과 만성 폐쇄성 폐질환 치료제로 많이 쓰인다.

안데스 산맥 원주민들은 고산 지대에서 심한 노동을 할 때 코카 잎을 씹으므로 피로감과 배고픔을 잊고 열락감悅樂感을 얻었다. 이의 유효 성분 알칼로이드인 cocaine은 coca에 화합물을 나타내는 접미어 -ine이 합쳐진 용어이며 코카 잎에 약 0.8%가 함유되어있다. coca는 페루 인디언의 koka를 스페인어로 표기한 것이다.

코카인은 최초의 국소 마취제로서 사용되었다. 현재 국소 마취제 이름에 접미어로 -caine이 공식적으로 쓰이고 있다. 그러나 어원으로 볼 때 틀린 것으로 이는 'coca + ine'로 된 cocaine을 'co + caine'으로 잘못 풀이하여 붙여졌으나 이제는 관습적으로 굳어 있다. 탄산 음료인 코카콜라 Coca-Cola는 개발자인 약사 펨버턴(JS Pemberton)이 자신의 두통을 없애기 위하여 만든 것으로 원래 조성은 약간의 코카 잎을 포함하는 것이었다. 그러나 1906년 순수 식품의약법이 공포된 후로는 더 이상 코카 잎을 쓰지 못하게 되었다. coca는 coco(코코넛야자, coconut)와 cocoa(코코아)와 철자가 비슷하나 완전히 다르다. 유럽에서는 19세기 말 이탈리아 의사이자 작가인 만테가차(P Mantegazza)가 코카인이 머리를 좋게 한다(인지 능력 향상)라고 발표하자 코카 포도주가 인기를 끌기도 하였다.

코카인은 이의 혈관 수축 작용과 국소 마취 작용을 이용하여 19세기까지는 널리 쓰였지만 현재는 약물 중독을 유발하는 대표적인 약물로 그 사용이 엄격히 통제되고 있다. 그럼에도 불구하고 코카인은 가장 많이 거래되고 있는 불법 마약이기도 하다.

담배 tobacco는 원래 담뱃대를 가리키던 서인도 인디언들의 용어이었으나 스페인 사람들이 담배 식물을 가리키는 tabaco로 번역하였다. 한편으로는 콜럼부스가 담뱃대를 가리키는 아이티 말 tambaku에서 토바고 Tobago섬의 이름을 지었으며 여기에서 철자가 변형되었다고도 한다.

담배는 미 대륙에서 기원전 1400년 정도부터 재배한 것으로 종교 의식에 쓰였다. 유럽에서는 포르투갈 주재 프랑스 대사로 있던 니코(J Nicot)가 포르투갈 뱃 사람들로부터 아메리카 대륙에서 가져온 담배 씨앗을 선물로 받고 이를 프랑스에 보내 재배한 것이 그 시초이다. 이에 담배 식물의 이름도 그의 이름을 따서 *Nicotiana tabacum* 이라고 하였으며 담배의 주성분도 nicotine이라고 하였다. 담배는 흡연을 주로 하지만 제2차 세계 대전 때부터 1980년대까지는 살충제로 널리 쓰였다. 니코틴은 소량을 투여하면 자율신경절과 신경근神經筋 접합을 흥분시키지만 대량을 투여하면 오히려 이들을 봉쇄하는 작용을 가지고 있다.

기호품이던 담배가 20세기에 들어 각종 암의 가장 중요한 원인임이 밝혀짐에 따라 세계보건기구(WHO)는 담배가 예방 가능한 암 중에 가장 큰 단일 위험 원인이라고 규정하고 있다.

범인 감별에 쓴 독약, 그리고 독약이 치료제가 되다

원시인들은 마을에 범죄가 발생하면 범인을 가려내기 위하여 주술사의 미신에 의존하거나 가혹한 체험 또는 독이 든 약을 먹인 다음, 살아남으면 죄가 없고 죽으면 죄가 있다고 판단하였다. 튜턴 민족은 뜨거운 물에 범인의 손을 넣게 하여 화상을 입지 않으면 무죄로 판정하였다(노동을 많이 한 사람은 손이 거칠어 뜨거운 물에 넣어도 화상을 잘 입지 않기도 하였다).

옛 나이지리아에서는 죄인을 판별할 때 칼라바 지역에서 나는 *Physostigma venenosum* 콩(Calabar bean)을 사용하였다고 한다. 칼라바 콩에는 피소스티그민 physostigmine이 함유되어 있으며 이 물질은 생쥐에서 치사량이 3mg/kg일 정도로 독성이 강하다. 피소스티그민은 콜린에스테라아제를 억제하여 부교감신경 흥분 작용을 일으켜 구토, 설사, 복통, 심한 땀 흘림, 두통 등이 나타나며 심하면 호흡근 마비와 심장마비로 사망하게 된다. physostigmine은 그리스어로 physao(부풀은, 팽창한)+stigma(꽃의 암술머리)+ine(물질을 나타내는 접미어)이 합쳐진 것이다. 이 식물은 꽃의 암술이 매우 팽대되어 있고 그 끝에 육식하는 새의 부리 같은 것이 붙어 있다고 해서 붙여진 이름이다. 이의 다른 이름인 eserine 역시 '칼라바 콩'을 뜻하는 eser에 -ine가 붙은 것이다. 현재 피소스티그민은 알츠하이머병이나 녹내장 치료에 쓰인다.

쿠라레 curare는 남미 아마존 지역에서 원주민들이 화살촉에 발라 쓰던 독을 함유하고 있는 식물의 일반 명칭이다. 원주민들에게 사냥은 매우 중요한 일이었기에 각 부족들은 자기들만이 사용하는 독이 있었으며 이의 제조법은 그 부족만의 비법으로 전해져 내려왔다. 쿠라레는 *Chondrodendron tomentosum* 또는 *Strychnos toxifera* 같은 나무의 잎을 끓여 끈끈한 진액을 만들어 사용하였다. curare는 원주민들이 wurari, ourare, uirary 등으로 부르던 것을 스페인어로 옮기면서 변한 것이며 '새(bird)'라는 uira와 '죽이다'라는 eor이 합쳐진 것이라고 한다. 쿠라레는 신경근 접합을 봉쇄하므로 골격근을 이완시킨다. 사냥에서 이 화살 독을 맞은 동물은 쿠라레를 근육 주사 맞은 것과 마찬가지이어서 온 몸의 근육이 마비되어 도망가지 못하게 된다. 쿠라레를 맞게 되면 작은 근육부터 마비되기 시작하며 호흡 근육은 가장 늦게 마비되고 30분 정도 지나면 반대의 순서로 천천히 회복된다. 그러므로 호흡만 유지되면 대부분 동물은 다시 회복되므로 산 채로 동물을 사로잡을 수도 있다. 더구나 이 독은 입으로 먹을 경우 거의 흡수되지 않아 독성이 나타나지 않기 때문에 사냥한 고기를 먹더라도 먹는 사람에게는 독성이 나타나지 않고, 고기 맛에도 영향을 주지 않는다. 그야말로 사냥 독으로는 최고의 조건을 갖춘 것이다. 16세기 스페인이 남미를 점령하여 쿠라레를 발견한 후 400여 년이 지나 순수 분리하고 합성하여 1942년에 수술에 처음 사용하였다. 사냥에 쓰던 독에서 근육 이완이 필요한 외과 복부 수술 또는 정형외과 수술 시에 필수적인 약물이 된 것이다.

현대인의 질병 가운데 혈액이 응고하여 생긴 혈전으로 인한 것이 많으며 또한 발생하면 매우 위급하다. 뇌혈관이 막히면 뇌졸중(중풍)이 나타나 반신불수 등 심각한 장애를 나타내며, 심장 혈관이 막히면 심근경색이나 심장마비 같은 치명적인 상황이 올 수 있다. 이러한 혈전 질환에는 신속한 혈전 용해 치료를 하는 것이 절대적이며 또한 혈전 위험이 있는 경우 사전에 혈전 예방을 위한 치료가 필요하다. 혈액 응고를 예방하거나 혈전을 녹이는 데 쓰이는 약물 중 대표적인 것이 와파린 warfarin(상품명 COUMADIN)이다. 이 약물은 전동싸리(sweet clover)에서 추출한 것으로 디쿠마린(dicoumarin)이다. warfarin은 위스콘신대학교 동창회연구재단인 Wisconsin Alumni Research Foundation의 약자 WARF에 coumarin의 -arin을 붙여 만든 이름이다. 즉, 동창회연구재단의 연구비로 링크(KP Link) 등이 발견한 약물이다. 1920년대 미국과 캐나다에서 원인을 알 수 없는 병으로 많은 소들이 죽어가는 병이 발생하였다. 소들은 뿔을 자르거나 거세 등 작은 수술 후에도 죽는 경우가 있었고 수술을 하지 않았는데 죽기도 하였다. 조사 결과 죽은 소들이 먹은 전동싸리는 모두 사일로(silo)에 저장되어 있던 전동싸리로 곰팡이에 오염된 것으로 밝혀졌으며, 원인 물질은 쿠마린(coumarin)에서 생성된 dicoumarol임이 밝혀졌다. 와파린은 처음에는 쥐를 잡는(죽이는) 물질로 썼으나 그 후 사람들이 이를 먹고 자살하는 사고가 잇따랐다. 그 후 임상 시험을 거쳐 항응고제로서 널리 쓰이게 되었다.

역사적으로 권력의 주위에는 항상 암살이라는 위험이 숨어 있었다. 우리나라에서는 왕이 쓰는 수저가 은으로 만들어져 그 은의 색깔이 검게 변하면 독이 있다는 것을 알아냈다. 그러나 많은 약은 반복해서 사용하면 그 약물의 작용이 약하게 나타나는 내성耐性 현상이 나타날 수 있다. 예를 들어 모르핀을 사용한 적이 없는 사람은 200mg이하로도 호흡 마비로 사망할 수 있지만 만성 중독자는 하루 3g을 투여하여도 죽지 않는다.

장기간 독을 섭취할 때 그 독에 대하여 내성이 생기는 현상을 면독성免毒性, 내독성耐毒性 mithridatism이라고 한다. 미트리다테스 6세(Mithridates VI)는 기원전 2세기 북해연안 소아시아에 있던 폰투스(Pontus)의 왕이었다. 그는 항상 독살될지 모른다는 불안감에 각종 독을 소량부터 시작하여 계속 용량을 증가시키면서 복용하였다. 그는 전쟁에서 지고 로마의 폼페이(Pompey) 장군에게 사로잡히자 모욕감을 벗어나기 위하여 음독 자살을 시도하였다. 그러나 그는 독물에 내성이 생겨있어서 자살에 실패하였고 할 수 없이 노예로 하여금 칼로 찔러 죽여 달라고 사정하였다고 한다. 여기에서 유래하여 mithridatism은 독물의 용량을 점차 증가시켜 투여함으로 그 독물에 대하여 내성을 가지게 하는 방법 내지 이로 인한 내성을 말한다. mithridate는 만능 해독제를 말한다.

ginseng은 일본어?, 그리고 인삼과 만드레이크

인삼人蔘은 우리나라에서는 보약으로, 전 세계에서는 건강 보조 식품으로 널리 쓰이고 있는 우리나라 대표적인 전래 약초이다. 우리나라 문헌으로는 삼국사기에 있는 기록이 가장 오래된 것이다. 신라 때 당나라에 사신을 파견할 때 인삼을 공물貢物로 가져갔다고 기록되어 있다. 또 고려 시대 문헌에 인삼을 장기 보관하기 위해 찌고 말려서 보관 했다고 하는 내용이 있는 것으로 보아 그 당시에 이미 홍삼 제조법이 있었음을 알 수 있다. 인삼을 캐낸 상태를 수삼水蔘, 그냥 말린 것을 백삼白蔘 그리고 쪄서 붉은 색이 나는 것을 홍삼紅蔘이라고 한다. 인삼의 효과에 관하여 많은 연구가 이루어져 항암, 면역 증강 등 여러 가지 효과가 제시되고 있으나 아직 치료제로서 어떤 특정 성분이 특정한 효과를 낸다고 하기에는 어려움이 많다. 다만 우리 몸의 전반적인 강장 효과가 있음은 인정되고 있다.

인삼을 영어로는 ginseng으로 쓰고 있는데 이에 대하여 여러 가지 논란이 있으며, 일본말에서 나왔다고 생각하는 사람이 많다. ginseng이라는 이름을 쓰기 시작한 것은 러시아 학자 메이어(CA Meyer)가 *Panax ginseng*을 학명으로 세계식물학

회에 등록하면서부터라고 한다. 그러나 ginseng이라는 이름은 러시아어와는 상관이 없다. ginseng은 인삼의 한자음의 로마자 표기법에서 유래되었다. 즉, 중국에서 한자음의 로마자 표기법으로 과거에 쓰던 웨이드-자일리스(Wade-Giles) 표기법에 따르면 인삼을 jên shên으로 표기하므로 이것의 음이 ginseng과 가장 비슷하다. 즉 jên shên이 ginseng으로 변한 것이라고 보는 것이 맞다. 인삼은 현재 중국에서 쓰는 로마자 표기법인 병음拼音(Pinyin) 표기법에 따르면 rén-shēn이고, 일본어로는 にんじん(닌징)으로 읽으므로 ginseng과는 완전히 다르다. 인삼을 러시아어로는 **женьше́нь**(젠셴)으로 쓰나 이는 한자음에서 따온 것으로 본다.

서양에서는 우리의 인삼 뿌리와 비슷한 모양을 하고 있는 만드레이크 mandrake가 있다. 만드레이크 역시 인삼과 같이 그 효능이 다양하다고 믿었으며 뿌리가 사람 모양을 많이 닮을수록 값이 비쌌다고 한다. 만드레이크는 지중해 연안에 널리 자생하는 다년생 가짓과 식물로, 그리스어나 라틴어로는 mandragoras이다. 고대에 이의 뿌리는 마취제, 수면제, 최음제催陰劑 등으로 쓰였으며 부교감 신경 봉쇄 작용과 환각 작용을 가지고 있다. 고대인들은 사람 모양을 하고 있는 이 식물의 뿌리에 사람의 혼魂이 들어있다고 믿었다. 즉 이 나무는 교수대絞首臺 아래에서 교수형을 당한 사람의 피를 먹고 산다고 믿었다. 또한 이 나무를 뽑으면 거기에 살던 귀신이 날카로운 비명을 지르고 이 비명을 들은 사람은 미치게 된다는 미신이 있었다. 이러한 현상은 실제로 만드레이크가 가지고 있는 환각 작용에 의한 환청幻聽과 부교감 신경 봉쇄로 인한 독작용으로 나타났을 가능성이 높다.

성경에는 합환채合歡菜라는 이름으로 만드레이크가 최음제로 사용되는 식물로

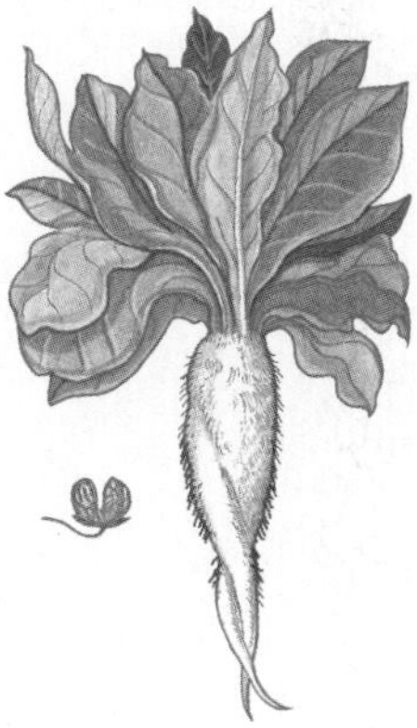
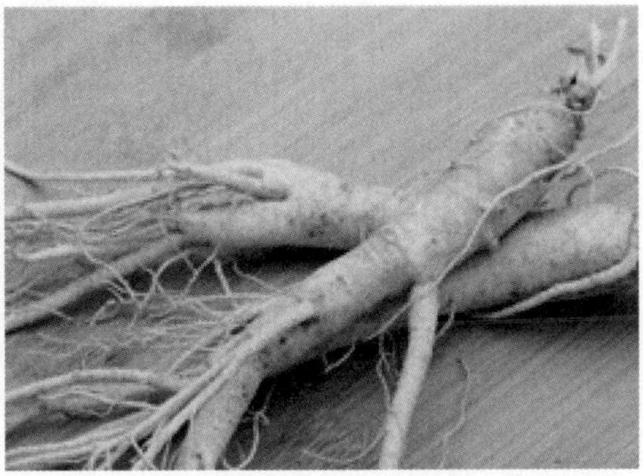

그림 26
인삼(왼쪽)과 만드레이크(오른쪽). 두 식물의 뿌리가 모두 사람의 모양과 비슷하다.

나온다. 즉 창세기(30:14~16)에 '밀 거둘 때에 르우벤이 나가서 들에서 합환채를 얻어 그의 어머니 레아에게 드렸더니 …… 저물 때에 야곱이 들에서 돌아오매 레아가 나와서 …… 내가 내 아들의 합환채로 당신을 샀노라 그 밤에 야곱이 그와 동침하였더라.'라고 쓰여 있다. 또한 아가(7:13~14)에 '내 사랑하는 자야 우리가 함께 들로 가서 …… 거기에서 내가 내 사랑을 네게 주리라 합환채가 향기를 뿜어내고 ……'라고 쓰여 있다.

epinephrine과 adrenaline, 그리고 워싱턴의 벚꽃과 이승만

에피네프린(epinephrine)은 부신에서 생성되어 교감 신경 흥분을 일으키는 호르몬으로서 생체가 위급한 상황에 처했을 때 이에 대처하게 하는 데 절대적인 역할을 하는 중요한 물질이다. 치료 목적으로는 심장 정지, 아나필락시스, 쇼크 등 저혈압 상태, 천식 같은 기관지 수축 등이 있을 때 생명을 구할 수 있는 없어서는 안 되는 약으로 응급실이나 수술실에는 필수적이다. 그러나 이 약은 여러 기관에 광범위하게 작용을 나타내므로 응급 상태 이외에는 잘 쓰지 않는다. 대신 요즘은 필요한 부위에만 선택적으로 작용하는 약물이 개발되어 쓰이고 있다.

epinephrine은 아드레날린(adrenaline)이라고도 한다. 그런데 어원으로 보면 둘 다 똑같은 말이다. epinephrine은 그리스어로 위쪽을 뜻하는 epi와 콩팥을 가리키는 nephros 그리고 물질을 뜻하는 접미어 -ine이 붙은 것이다. 이에 비해 adrenaline은 라틴어로 위쪽을 뜻하는 ad와 콩팥을 뜻하는 renes에 -ine가 붙은 것이다. 즉, 같은 물질을 하나는 그리스어로 이름 지었고 하나는 라틴어로 지은 것이다. 이렇게 하나의 물질을 두고 이름을 달리 쓰는 데는 물질의 발견 과정과 특허 등록 간에 갈등 때문이다. 미국 최초의 약리학 교수이자 미국 약리학회를 창설한 아벨(JJ Abel)은 교감 신경 작용을 가지고 있는 물질을 부신副腎에서 추출하여 이를 epinephrine이라고 이름을 붙였다. 그런데 그 후 아벨의 실험실을 방문했던 일본 화학자 다카미네(高峰譲吉, J Takamine)는 이를 순수 분리하여 adrenalin이라고 이름을 붙이고 특허 등록을 하였다. 또한 미국 파크데이비스사가 ADRENALIN으로 상표 등록을 하고 상품화하였다. 이로 인하여 이 이름들에 관하여는 수많은 갈등이 계속되고 있다. 특히 미국 약리학계의 입장에서는 일본 학자가 미국 연구실의 아이디어를 도둑질해 갔다는 인식이 널리 퍼져있다. 현재 미국과 국제 일반약 이름은 epinephrine이어서 미국을 중심으로는 epinephrine을 쓰고 있으며 유럽과 일본에서는 adrenaline을 쓰고 있다. 따라서 미국에서 발표되는 모든 잡지에서는 epinephrine을 사용하므로 세계적으로 볼 때 의학 잡지의 영향력에 의해 adrenaline보다는 epinephrine이 더 많이 쓰이고 있는 편이다. 아드레날린 이름 끝에 –e가 있는 것과 없는 것을 혼돈해서 쓰고 있으나 요즘은 대체로는 e를 붙여서 주로 쓰고 있다.

한편 미국 워싱턴근교 포트맥 강변에는 매년 봄이면 벚꽃 축제(공식 명칭은 National Cherry Blossom Festival, 全米櫻祭)가 열리고 있고 많은 미국인들이 열광하고 있다. 이는 공식적으로는 민간단체가 주관하고 있는 행사이지만 실제로는 일본 정부의 홍보 전략으로 활용하고 있는 것이다. 그런데 이 벚꽃은 아이러니컬하게도 1912년 다카미네가 주장하여 도쿄 시장과 함께 일본과 미국 사이 우호 증진의 상징이라며 3,000그루를 심은 것을 시작으로 계속 추가로 심은 것이다. 미국 사람 전체로 보면 제2차 세계 대전 때 자기 나라를 침입하고 적대국으로서 자기 국민을 엄청나게 희생시킨 일본이라는 나라가 우호의 상징이라고 보냈다는 것에 분개하고 다 패어내 버릴 만도 하건만(아마 우리나라라면 그랬을 것 같기도 하겠지) 축제 기간 중 일본 음식과 문화를 즐기고 있는 것이다. 미국 과학계로 보면 자신들의 업적을 도둑질해 간 사람이 보낸 것을 미국 사람들이 즐기고 있다는 게 씁쓸할 수도 있겠지만 이제는 그런 배경을 아는 사람도 드물 것으로 보인다.

벚나무와 관련하여 워싱턴에는 우리나라 벚꽃 네 그루가 딱 한 군데 흐드러지게 피어있는 곳이 있다. 아메리칸 대학 국제정치학과 건물 옆이다. 이 벚나무 옆에 있는 동판에는 '한국 벚나무 …… 이 나무들의 이름은 원산지를 알리고 있다. 이 나무들은 한국의 독립운동가이며 초대 대통령인 이승만 박사가 1943년 4월 8일 아메리칸 대학교 폴 더글러스(Paul Douglas) 총장과 함께 한국의 독립과 억압된 국민을 생각하고 민주주의를 실현하는 데 뜻을 같이 한다는 아메리칸 대학 지성인들의 살아있는 상징으로 이곳에 심었다.' 라고 씌어져 있다.

한편으로는 옹졸하게 남을 탓하기 전에 그들의 치밀한 전략을 배워야 할 것 같다. 특히 학자나 기업으로서는 무엇이든지 철저히 기록하고 등록하는 프로 정신은 매우 중요하다고 본다.

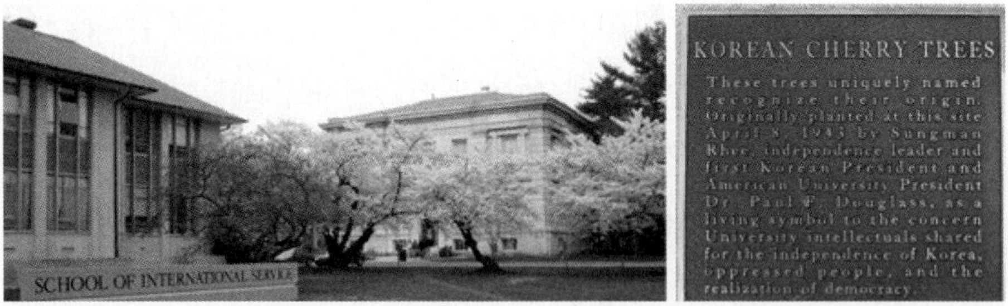
SCHOOL OF INTERNATIONAL SERVICE
KOREAN CHERRY TREES
These trees uniquely named
recognize their origin.
Originally planted at this site
by Sungman
independence leader and
first Korean President and
American University President
Dr. Paul Douglass, as a
living symbol to the concern
University intellectuals shared
for the independence of Korea,
oppressed people, and the
realization of democracy.

그림 27
미국 워싱턴 아메리칸대학교 국제정치대학원 뜰에 심겨진 한국벚나무 그리고 이의 유래를 적은 동판

운명과 미녀, 그리고 항균제와 마이신

약의 이름은 공식 기관에서 붙이는 일반명, 그리고 효과가 있음이 밝혀져 시판할 때 붙이는 상품명이 있다. 상품명은 그 회사의 고유 명칭으로 사람들에게 잘 기억될 수 있게 만든다. 이에 비하여 일반명은 화학 구조에 기초를 두어 간략하게 만들거나 아니면 그 약물의 근원이 된 동식물과 관련지어 만든다.

가지과 식물 *Atropa belladonna*에서 찾아낸 아트로핀(atropine)은 그리스 신화에 나오는 운명의 여신 중 하나인 Atropos에 물질을 뜻하는 접미어 -ine를 붙여 만든 것이다. 아트로포스는 사람의 생명줄을 끊는 여신으로서 'a-없는 + tropos 돌이키다' 즉 '한번 생명줄을 끊으면 돌이킬 수 없다, 돌아올 수 없다'라는 뜻을 가진다. 이 식물에서 추출한 알칼로이드를 벨라돈나 알칼로이드(belladonna alkaloid)라고 한다. 이 약물은 눈에 떨어뜨리면 눈동자가 커져 미인으로 보인다고 해서 belladonna(bella 아름다운 + donna 여인)라는 이름이 붙었다. 눈에 한 방울 떨어뜨리면 눈동자가 커져서 예쁘게 보일지 모르지만(실제로 눈동자만 커지는 것이 아니라 조절 마비까지 와서 먼 곳에 초점이 맞춰지고 가까운 곳은 초점이 맞지 않아 생활이 위험할 수 있다) 이 약물을 먹고 중독이 되면 생명을 잃는다고, 운명이 끝난다고, 하여 atropine이라는 이름이 붙여진 것이다. 아트로핀은 부교감 신경을 봉쇄할 목적으로 요즘도 많이 쓰며 특히 농약 중독 치료에 중요하다.

이 식물에 있는 다른 유효 성분인 스코폴라민(scopolamine) 역시 아트로핀과 비슷한 작용을 가진다. 이는 이를 발견한 이탈리아 과학자 스코폴리(GA Scopoli)의 이름을 따서 붙인 이름이다.

우리는 1960년대 나일론(nylon)이 처음 들어왔을 때 그때까지 쓰던 무명이나 비단과 달리 질기고 세탁이 쉬운 나일론의 매력에 빠져들어 무엇이든지 좋은 것은 다 '나이롱'이라고 한 적이 있다. 물론 요즘도 이 말을 쓰긴 하지만 변질이 되어 병이 다 나았는데도 보험금을 타기 위하여 병원에 장기간 입원하는 꾀병 환자를 '나이롱환자'라고 부르고 있다. 이와 비슷하게 우리는 항생제라는 약물을 통칭 마이신이라고 부른다. 이는 페니실린과 함께 대표적인 항생제이었던 스트렙토마이신(streptomycin)을 줄여서 부르기 시작한 데서 유래된다. 그런데 -mycin은 그 항생제를 추출한 곰팡이 균이 Streptomycetes 속屬인 경우에만 붙이는 접미어이다. 따라서 다른 곰팡이 균주에서 추출한 항생제에는 -mycin을 붙이지 않는다. 대표적인 항생제 페니실린은 *Penicillium notatum*에서 추출하였으므로 -mycin이 아니다. Streptomycetes는 모든 항생제의 3분의 2정도가 이 곰팡이 균에서 유래될 정도로 항생제의 중요한 근원이다. 널리 알려진 것으로 클로람페니콜, 린코마이신, 네오마이신 등이 있다. 상품명 테라마이신(TERRAMYCIN)으로 알려진 항생제 역시 이 곰팡이에서 유래되었으나 여러 유도체가 쓰이고 있어 기본구조에 따라 일반명은 tetracycline이라고 쓰고 있다. 그런데 마이신이라는 이름이 붙은 항생제의 영문 이름을 보면 -mycin이 아닌 -micin으로 끝나는 것이 있어 잘 못 쓴 것으로 오해할 수 있다. 그러나 이것은 추출한 곰팡이가 다르기 때문이며 잘못 쓴 것이 아니다. -micin은 Micromonospora속의 곰팡이에서 추출한 것에 붙이며 gentamicin, netilmicin 등이 그 예이다.

바시트라신(bacitracin)은 *Bacillus subtilis*에서 추출한 항생 물질이다. 그런데 이 항생제는 복합골절 후 감염된 트레이시(M Tracy)라는 소녀의 감염 부위에서 분리한 균주로부터 추출하였다. 이 균주는 트레이시로부터 분리하였다고 하여 *Bacillus subtilis* Tracy I 균주라고 하고 여기서 얻은 항생물질을 Bacillus와 환자 이름 Tracy를 합하고 물질을 뜻하는 접미어 -in을 붙여 만든 이름이다.

세균을 죽이거나 성장을 억제하는 물질을 항균제라고 총칭한다. 이 중 화학 합성을 통해 얻은 것은 항균제(antimicrobials)라고 하고 곰팡이나 다른 미생물에서 얻은 것은 항생제(antibiotics)라고 한다.

최초의 항균 요법을 최초로 시작한 사람은 독일 의사이자 약리학자, 화학자인 에를리히(P Erhlich)이다. 그는 비소 화합물을 개발하던 중 측쇄(side chain)을 바꾸면서 여러 화합물을 합성하였는데 어떤 것은 세균과 숙주에 모두 독성을 나타내고 어떤 것은 세균에만, 어떤 것은 숙주에게만, 어떤 것은 어디에도 효과가 없는 것을 관찰하여 약물의 효과에 측쇄가 매우 중요하다는 가설을 세웠다. 그는 수많은 물질을 합성하여 실험하던 중 606번째 화합물(six-O-six compound)인 arsphenamine이 세균을 죽이는 데 가장 효과적인 것임을 확인하였다. 그는 1910년 이의 상품명을 SALVARSAN이라고 이름 붙이고 훽스트 제약 회사에서 판매하였다. SALVARSAN은 라틴어로 '구원하다'는 뜻을 가진 salvare에 '건강'이라는 sanitas 그리고 '물질'이라는 -in을 붙여 만든 것이었다. 즉, 세균으로부터 사람을 구해 내고 건강하게 한다는 뜻인 것이다. 특히 당시로는 매독이 많이 퍼져 있고 심지어 신경 매독에 걸린 사람들도 있었고, 쓸 수 있는 약이라고는 수은 제제밖에 없었으나 수은은 중독이 문제였다. 그는 이 물질이 파멸로 이끌고 있는 매독으로부터 인류를 구원할 수 있다고 생각했던 것이다. 당시로는 '마법의 탄환(magic bullet)'으로 여길 정도로 획기적인 약물이었다. 그러나 비소 화합물의 독성이 문제가 되고 페니실린이 등장함으로써 더 이상 쓰이지 않는다. 우리나라에서도 6 · 25 전쟁을 전후하여 '606호'라는 이름으로 상당히 널리 사용하였다.

소시지와 보톡스

소시지(sausage)는 고대 그리스와 로마 때부터 즐겨 먹던 음식이며 호머의 오디세이(Odyssey)에 피를 이용한 소시지가 언급될 정도로 역사가 길다. 소시지는 도축한 동물의 각 부위 찌꺼기 고기, 피, 지방 등을 함께 갈아서 양념한 다음 깨끗이 처리한 창자에 넣어 원통 모양으로 만든 것이다. 소시지는 만들어서 바로 먹기도 하지만 말려서 보관했다가 먹기도 하였는데, 이로 인해 식중독이 발생하기도 하였다. 10세기 초 비잔틴 황제 레오 6세(Leo VI)는 피로 만든 소시지를 먹은 다음 식중독이 발생하자 이의 제조를 금했다고 한다. 서양의 소시지와 비슷한 것이 바로 순대이다. 우리나라 옛 조리서調理書에서 어교순대(민어 부레를 이용한 순대), 쇠창자찜(소 창자를 이용한 순대)와 도야지순대(돼지 창자를 이용한 순대) 만드는 법이 있다. 순대에 들어가는 소는 피, 채소, 고기 등 다양한 재료가 쓰이고 있다. sausage는 옛 프랑스어 saussiche, 라틴어 salsus에서 유래되었으며 이는 소금으로 양념했다는 뜻이다.

기다란 빵의 가운데를 세로로 반을 잘라 소시지를 넣은 간편식을 핫도그(hot

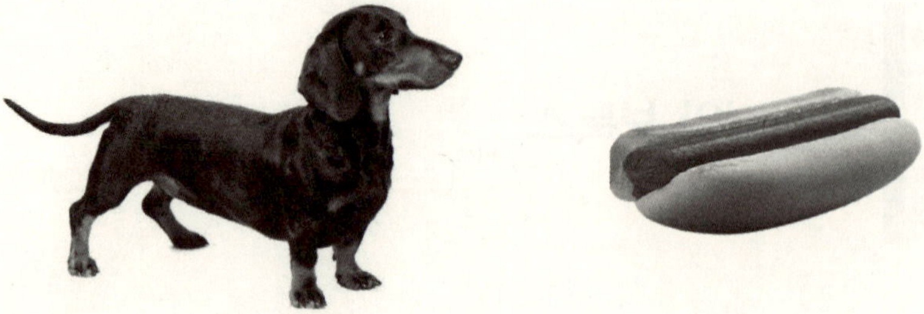

그림 28
독일 사냥개 닥스훈드(Dakshund)와 핫도그. 핫도그의 모양이 닥스훈드 개와 비슷하다고 해서 이름이 붙었다고 한다. 다른 한편으로는 소시지를 만들 때 개고기까지 쓰기도 해서 이름이 붙었다고도 한다.

dog)라고 한다. 그런데 어떻게 이 음식의 이름에 '개'라는 것이 들어갔는지는 확실하지 않다. 일부에서는 이의 모양이 몸통이 길고 다리가 짧은 갈색 내지 검은색의 독일 사냥개 닥스훈트(Dachshund)와 비슷하기 때문이라고 한다. 한편 19세기 소시지를 만들 때 대부분 도축한 가축의 자투리 고기를 갈아서 만들었으며 심지어 개고기도 넣어서 만들었기 때문에 hot dog라고 이름 붙었다고 한다. 이는 약간의 문제가 있긴 하지만 어느 정도는 인정되고 있다.

이같이 소시지가 보편화된 음식이어서 이와 연관된 용어가 의학에서 쓰이고 있다.

창자를 bowel이라고 하는데 이는 라틴어 botellus(작은 창자)에서 유래되었다. 이는 소시지를 뜻하는 botulus의 축소형(bot(ulus)+축소형 접미어 -ellus -elle) 즉 작은 소시지를 말한다. 로마 전쟁터에서 살해된 병사들의 주검에서 배 밖으로 나온 창자 모양이 소시지와 비슷하다고 하여 붙여졌다.

파충류와 새의 태생기 직장直腸에 있는 보자기 모양의 막膜으로 영양 공급, 배설 및 산소 교환의 역할을 하는 것이 요막尿膜 allantois 이다. 사람에서는 탯줄 혈관을 생성하는 것 외에는 흔적으로만 남아있다. 이 allantois는 그리스어로 소시지를 뜻하는 allas에 비슷하다는 뜻의 접미어 -eidos가 붙은 것으로 그 모양이 소시지와 비슷하다고 하여 붙여진 이름이다.

아마 세상에서 가장 독성이 강한 것이 보툴리눔 독소(botulinum toxin)일 것이다. 이 독소를 사람에게 1.3~2.1ng/kg을 주사하거나 10~13ng/kg을 흡입하면 사망할 정도이다. 그러기에 500g이면 이 세상 모든 인류를 죽일 수 있다는 계산이 나온다. 그런 독을 전 세계 여성들이 얼굴 주름을 펴서 젊게 보이기 위하여 용감하게 얼굴에 주사 맞는다. 보툴리눔 독소는 상품명으로 보톡스BOTOX라고 하며, *Clostridium botulinus*라는 세균이 만들어 내는 것이다. 이는 골격근을 수축시키는 작용을 하는 아세틸콜린이 신경 말단에서 유리되지 못하게 하여 근육을 마비시킨다. 따라서 이 독은 골격근 수축 이상이 있는 질환, 예를 들어 안구眼球를 움직이는 근육 이상으로 생기는 사팔눈을 교정하거나 눈꺼풀 떨림, 목 근육 강직, 이갈기 등의 증상을 완화하기 위하여 치료 목적으로 개발되어 쓰이고 있다. 그러나 요즘에 와서는 이보다는 주름살을 펴기 위하여 미용 목적으로 더 많이 사용한다. 이의 효과는 보통 3~5일 후에 효과가 나타나서 3~4개월 동안 지속한다. 하지만 주름살은 펴지지만 얼굴 표정을 짓는 근육들이 제대로 기능하지 못하여 어색한 표정이나 부자연스러운 미소를 짓게 된다.

보툴리누스 중독은 벨기에의 작은 마을 장례식에서 음식을 먹은 악단단원 34명이 눈꺼풀이 내려오고 물체가 둘로 보이며 온몸 근육에 힘이 빠지는 등의 중독 증상을 나타내었다. 이들은 그때 먹은 햄 때문에 생긴 식중독으로 의심되었다. 미생물학자이자 의사인 반 에르멘겜(E-P-Marie van Ermengem)은 이들이 먹다

남은 햄을 조사하여 그 속에 세균이 있음을 관찰하고 또 햄 추출물을 동물에 주사하여 환자들과 같은 증상이 나타남을 확인하였다. 이 사건 이전에도 남부 독일에서 소시지를 먹고 식중독이 발생한 적이 있으며 그때 지역 의사인 케르네르(J Kerner)는 이를 자세히 보고하면서 이의 독의 정체는 밝히지 못하고 그냥 '소시지 독(sausage poison)'에 의한 것이라고 하였다. 반 에르멘겜은 이번 중독이 과거 소시지 중독과 비슷한 증상을 보였기에 그 원인균을 소시지 균이라는 뜻으로 *Bacillus botulinum*이라고 이름붙이고 이의 독은 botuline(botulus + ine 화합물을 나타내는 명사형 어미)이라고 하였다. botulinum은 라틴어로 소시지라는 뜻의 botulus에서 따왔다. 보툴리누스 중독(증)은 botulus에 병적 상태를 나타내는 접미어 -ism이 붙은 것이다.

보툴리즘균은 꿀을 좋아해서 꿀은 보툴리즘균의 저장소 역할을 하므로 1세 이하 영아에게는 식중독 예방을 위하여 꿀을 주지 않도록 하고 있다.

림프암도 낫게 한 속임약 플라시보의 위력, 그리고 대조군

1957년 미국 캘리포니아 롱비치 병원에 라이트(Wright)라는 말기 림프암 환자가 살날이 며칠 남지 않았다는 선고를 받은 채 죽을 날만 기다리고 있었다. 그는 온갖 자료와 신문을 다 뒤지고 소문을 통해 스스로 치료법을 찾던 중 말[馬]의 혈청으로 만든 크레바이오젠(Krebiozen)이라는 시험 중인 약물이 암 치료 효과가 있다는 것을 듣게 되었다. 그는 그 약이 자기 병을 고칠 수 있을 것이라는 확신을 갖고 주치의에게 제발 그 약을 구해서 맞게 해 주도록 사정사정하였다. 그러나 그의 암은 이미 전신에 퍼져 있었고 목은 물론 가슴, 배, 겨드랑이에 오렌지만한 크기의 종양이 있었다. 그의 주치의 웨스트(P West)는 그 약의 효과가 증명되어 있지 않았지만 죽기 직전 환자의 간청에 의해 마지못해 그 약을 구해 금요일 오후에 주사하였다. 사흘 후 월요일 아침에 출근한 웨스트는 환자가 병실에서 나와 간호사들과 농담을 주고받고 있는 장면을 보고 아연실색하였다. 그의 목에 있던 큼지막한 종양은, 웨스트의 표현에 의하면, 뜨거운 난로 위에 얹어 놓은 눈송이같이 녹아내렸었다. 그는 몇 번의 주사를 더 맞은 다음 열흘 후 기적같이 퇴

원하였다. 그러나 불행히도 두 달 후 그를 살려냈던 크레바이오젠이 추후 연구에서 암 치료에 효과가 의문시된다는 기사가 보도되었다. 이 소식에 그는 쇼크를 받았으며 그의 암은 다시 그전같이 심한 상태로 재발하였다. 주치의는 그에게 신문에 난 것을 그대로 믿지 말라고 안심시키고 그에게 이제 막 개발된 것으로 그전 것 보다 두 배나 강력하고 훨씬 정제된 것을 받았다고 하면서 그에게 이번엔 생리 식염수를 주사하였다. 그럼에도 불구하고 그의 암은 처음 주사 때와 같이 기적적으로 크기가 줄어들었다. 그는 믿기지 않을 만큼 건강한 상태로 돌아갔다. 하지만 두 달 후 미국의사협회는 크레바이오젠이 암에 아무런 효과가 없다는 최종 결론을 발표하였다. 이 소식을 접한 환자는 이틀 후 사망하였다.

이는 환자의 믿음 그리고 의사에 대한 믿음이 병의 치료에 얼마나 크게 작용하는지를 극단적으로 보여 주는 사례이다.

크레바이오젠은 유고슬라비아에서 망명한 듀로빅(Durovic) 형제(형 Stevan은 의사이고 동생은 사업가)가 부에노스아이레스에서 세균을 주사한 말의 혈청에서 분리한 약물이 고양이와 개의 암에 효과적이었다고 한 약물이다. 그는 이를 미국으로 가지고 와서 미국 생리학회장과 일리노이대학교 의무부총장을 역임하고 담낭 수축 호르몬 콜레시스토키닌(CCK)을 발견한 당시 최고의 생리학자이었던 아이비(AC Ivy)에게 실험을 부탁했다. 듀로빅은 그 약물의 성분은 사업상 비밀이라고 알려 주지 않았으나 아이비는 듀로빅의 말만 믿고 자신은 물론 동료들에게도 주사를 놓고 동물 실험도 하였다. 물론 아이비의 시험은 학자로서의 명성에 맞지 않게 모든 실험을 대조군이 없이 진행한 것은 물론 비과학적이고 비윤리적으로 시행한 것이었다. 아이비는 그 결과를 학술 잡지에 보고하지 않고 기자, 정치인,

의사, 투자자 등을 불러 모아 기자 회견을 하였다. 자신은 22명의 환자에게 투여한바 14명이 살아 있고 죽은 사람은 한명도 없다고 하였다. 그러나 실제로는 10명이 회견 당시 이미 죽은 후이었다. 아이비의 발표에 따라 이를 검증하기 위하여 10개 병원에서 임상 시험을 진행하였지만 크레바이오젠은 아무런 효과가 없음이 밝혀졌다. 그 후 대대적인 검증이 미국 FDA와 국립 암센터(NCI)에서 진행되었고 결국 크레바이오젠에는 미네랄오일에 약간의 크레아틴만 있었을 뿐 활성 물질은 전혀 없는 엉터리로 최종 결론지었다.

이와 같이 약물 자체는 아무런 효과가 없는 것이지만 투여 받은 환자에게서는 특정한 효과가 나타나는 것을 의학에서는 속임약 효과 placebo effect라고 한다. placebo는 라틴어로 '내가 즐겁게 하리이다.'라는 뜻이다. 속임약은 의학에서 별다른 치료약이나 치료법이 없을 때 환자를 즐겁게 또 편하게 하기 위하여 사용하는 약물이나 처치를 말하며 실제로는 아무런 효과가 없는 약물 또는 치료와 관계없는 약물을 사용한다. 이의 효과는 치료를 받는 환자와 치료하는 의사 사이에 절대적인 신뢰 관계(rapport)에 의해서만 가능하다. placebo를 과거에 가약假藥, 위약僞藥으로 번역하였으나 이는 원래 그 용어가 가지고 있는 뉘앙스와는 다르다.

말기 환자들은 지푸라기라도 붙드는 심정으로 검증되지 않은 각종 약물이나 치료법을 쓰는 경우가 많다. 그러다 보니 이런 심리를 악용하여 고의로 부당한 이익을 얻기 위하여 효과도 없는 약물을 팔고 쓰게 하는 비윤리적인 일까지 나타난다. 크레바이오젠과 비슷하게 속임약 효과로 생식生食이나 종교계에서 안수기도로 일시적인 속임약 효과를 볼 수 도 있다. 그러나 속임약 효과를 과학적으로 입증된 효과 내지 치료법으로 일반화하여 환자를 현혹하고 그들에게 마지막 까지 상처를 주는 일은 없어야 할 것이다.

속임약 효과는 정신과 약물이나 진통제에서 많이 나타나며 심지어 진통 효과의 경우 50% 이상이 속임약 효과라는 보고도 있다. 그러므로 속임약은 어떤 약물의 효과를 검정하기 위하여 대조군에 투여한다. 속임약은 '치료 효과를 지닌 거짓말'이라고도 한다. 그러므로 모든 새로운 약물이나 처치법의 효과를 검증하고자 할 때는 반드시 대조군을 둔 시험을 하여야 한다. 이는 어떤 실험에서든지 외부의 영향을 배제하기 위하여 중립적인 실험을 시행하기 위한 것이다. 특히 신약을 개발하여 이의 효과를 검증할 때는 반드시 속임약을 투여한 대조군을 두고 그 약물의 효과를 검증하고 있다. 대조(군) control은 라틴어 contrarotulum(반대쪽 바퀴)에서 나온 말로서 '반대의, 마주보는'을 뜻하는 contra에 작은 바퀴라는 뜻의 rotula(rota바퀴 + ulum축소형 어미)가 합쳐진 것이다. 이는 복사한 장부를 원장原帳과 대조하여 확인하는 방법을 말한다. 즉 작은 바퀴(little wheel)는 목록, 회계장부(roll, ledger)를 의미하며 반대쪽 바퀴는 대조하는 원장의 뜻을 가진다. 따라서 실험을 통하여 어떤 것을 증명하려고 할 때 같이 시행하는 다른 하나의 표준 실험(군)을 대조 실험(군)이라고 한다.

행복 물질 세로토닌, 그리고 자궁을 수축시키는 전립샘 물질과 아스피린

세로토닌(serotonin)은 일반인에게 행복감을 주는 물질로 널리 알려져 있다. 이 물질은 대부분의 동물 조직은 물론 식물과 세균에도 널리 분포되어 있다. 이는 혈관 수축을 비롯하여 여러 가지 생리 기능을 가지고 있으며 중요한 신경 전달 물질로 작용한다. serotonin은 라틴어로 혈청을 뜻하는 serum에 긴장도를 뜻하는 그리스어 tonus와 물질을 나타내는 접미어 -in이 결합된 것이다. 미국의 라포트(M. M. Rapport)는 혈액에서 처음 이 물질을 발견하여 혈청에서 유래된 혈관 수축 물질이란 뜻으로 serotonin으로 이름 붙였다. 그러나 이 물질은 그 이전에 이탈리아의 에르스파머(V Erspamer)가 소장 점막에서 분리한 혈관수축물질 enteramine(그리스어 enterikós창자 + amine아민)과 같음이 밝혀졌다. 이의 화학명은 5-hydroxytryptamine으로 5-HT라고 줄여서 쓰며 현재는 5-HT와 세로토닌을 함께 쓰고 있다. 이 물질의 작용은 워낙 다양하게 나타나므로 초기에는 소장점막이나 혈청에 포함된 다른 활성 물질이 순수 분리되지 못했기 때문이라고 생각하였다. 우리 몸에서 세로토닌은 위장 점막에 가장 많이 들어있고 뇌와 혈청에도 들어있다. 이의 작용은 처음에는 혈관 수축, 평활근 수축 등에 초점이 맞춰졌지만 요즘은 신경 전달 물질, 특히 뇌에서 중요한 신경 전달 물질로 인정받고 있다. 즉 기분, 식욕 및 수면의 조절에 중요한 역할을 하며 기억과 학습 등 인지認知능력에 매우 중요하며 많은 우울증 치료 약물의 중요한 작용 기전으로 인정되고 있다.

인류가 발견한 가장 위대한 약물을 몇 가지만 꼽으라면 개인적으로는 모르핀, 부신피질 호르몬, 아스피린 그리고 페니실린 이 네 약물이 아닌가 한다. 아마 이 약물들만으로도 인간 질병의 상당수는 치료될 수 있을 것으로 본다. 이 중 가장 많이 쓰이는 약물(모든 약을 통틀어)이 아스피린일 것이다. 아스피린은 버드나무 껍질에서 추출한 약물이다. 버드나무 껍질은 히포크라테스가 두통에 처방하였다는 기록이 있을 정도로 오랫동안 사용하여 왔으며 미국 인디언들도 감기치료와 통증 치료 목적으로 사용하였다. 버드나무 껍질의 유효 성분인 살리실산(salicylic acid)은 독일 바이에르(Bayer)사가 처음 분리하였으며 이에 아세틸(acetyl)기를 붙여 보다 효과적인 아스피린을 만들었다. Aspirin은 원래 바이에르사의 등록 상표였다. 바이에르사는 제1차 세계 대전 후 미국과 영국 등 10여 개 나라에서 특허권을 잃어버렸지만 그 외 많은 나라에서는 아직도 특허권을 유지하고 있다. 따라서 아스피린은 aspirin이라는 일반명과 Aspirin(대문자 A)이라는 상품명을 함께 가지고 있다. 아스피린이 상품명으로 되어 있는 나라에서는 일반명은 ASA(acetylsalicylic acid)이다. aspirin은 acetylsalicylic acid의 독일 이름인 Acetylspirsäure(Spirsäure: salicylic acid)에서 Acetyl의 A와 Spirsäure의 -pir- 그리고 물질을 뜻하는 접미어 -in을 합하여 만들어졌다.

아스피린을 오랫동안 사용하여 왔지만 이의 작용 기전은 1971년 영국의 베인(J. R. Vane)이 프로스타글란딘(prostaglandin) 합성을 억제한다는 것을 밝힘으로 알려지게 되었다. 프로스타글란딘은 스웨덴의 폰 오일러(US von Euler)와 영국의 골드블라트(MW Goldblatt)가 각각 전립샘(prostate gland)에서 분비되는 정액에서 처음 발견하였다. 이의 이름은 prostate gland에 물질을 뜻하는 -in을 붙여 만든 것이다. 처음 발견 당시 이 물질은 강한 혈관 확장 작용과 창자 평활근 수축 작용을 가지고 있으며 강력한 자궁 수축 작용을 가지고 있음이 보고되었다. 그러나 계속된 연구에서 이 물질은 전립샘뿐만 아니라 체내 거의 모든 조직과 장기에서 분비됨이 밝혀져 체내 각 조직에서 자가 호르몬 역할을 한다고 인정되고 있다. 또한 이 물질 자체가 한 가지 형태로만 존재하지 않고 다양한 구조를 가지고 있음도 밝혀졌다. 나아가 그 기능도 구조에 따라 다양하고 상반된 반응을 나타내기도 한다.

아스피린이 프로스타글란딘 합성을 억제함이 밝혀져 아스피린의 가장 큰 부작용인 위궤양 및 위출혈이 위점막을 보호하는 프로스타글란딘이 생성되지 못하여 나타남이 밝혀졌다. 또한 아스피린은 혈소판에서 트롬복산(thromboxane) 합성을 억제하므로 혈전 형성을 억제한다. 이로써 심장이나 뇌에서 혈전으로 인한 심근경색이나 뇌경색을 예방할 수 있음도 확인되었다. 이로써 최근에는 아스피린이 진통 해열제로서의 용도보다는 혈전 억제를 방지하는 목적으로 더 많이 사용되고 있다. 전 세계적으로 50대 이상 사람들 대부분이 아스피린을 마치 비타민처럼 복용하기도 한다. 나아가 최근에는 일부 암, 특히 대장암의 예방 효과가 입증되고 있어 주목받고 있다.

대마를 먹고 암살을 한다?
대마와 알코올

인간이 살기 위하여 꼭 필요한 것이 의식주라고 볼 때 그 중에서도 먹는 것이 가장 우선일 것이었을 것이다. 그러나 원시인에게는 사방에 열매나 채소같이 먹을 것이 널려있어 굳이 농사를 짓지 않아도 충분히 확보할 수 있었을 것이다. 그러면 인류에게 가장 중요한 것은 무엇인가를 따져 보면 천지에 있는 것 중에 먹을 수 있는 것과 먹을 수 없는 것(독이 있는 것)을 구분하는 능력, 그리고 자신이 병에 걸렸을 때 치료할 수 있는 약재를 찾는 능력이었을 것이다.

그렇다면 인류가 찾아낸 최초의 약은 무엇이었을까? 그것은 아편과 알코올 그리고 대마(마리화나)였다고 보고 있다. 아편은 통증을 없애기 위하여 그리고 마리화나는 종교 의식, 즉 샤마니즘 의식에 필요했던 것이다. 알코올은 기분을 좋게 하거나 통증을 없애기 위하여 또 종교 의식 때 정신을 혼미하게 하기 위하여도 사용하였다.

인간이 알코올을 발효시킨 기록은 기원전 5000년 전부터라고 하나 알코올을 처음 발견한 것은 나무에서 떨어진 야자열매가 자연 발효된 것을 맛본 것이었다고 한다. 성경에도 창세기(9:20~21)에 홍수가 끝난 후 '노아가 농사를 시작하여 포도나무를 심었더니 포도주를 마시고 취하여 그 장막 안에서 벌거벗은지라'라는 기록이 나와 알코올은 거의 인류의 역사와 함께 한 것으로 볼 수 있다. 알코올 alcohol은 아랍어로 미세한 가루를 뜻하는 kuhul 에 관사 al이 붙은 것 즉 the powder인 것이다. alkuhul은 아랍 여성들이 눈꺼풀 화장을 할 때 사용하던 미세한 안티모니 가루를 일컬었다. 요즘 아이섀도(eye shadow)에 해당한다. 클레오파트라의 얼굴 그림을 보면 짙은 눈 화장을 한 것을 볼 수 있다. 이 용어는 나중에 미세한 가루를 총칭하고 더 나아가 가루로 남지 않을 정도의 미세한 물질을 가리키게 되었다. 이는 만질 수 없고 실체가 없는 것으로 포도주에 함유된 주정酒精(spirit)을 가리키는 용어로 변천되었다. 16세기 파라켈수스(Paracelsus)가 포도주의 주정을 밝혀내고 이를 alcohol이라고 처음 사용하였으며 요즘 의미로 독주에 함유된 중독 성분이라고 쓰기 시작한 것은 18세기에 들어서부터이다. 그러나 술의 효과에 관하여 성경의 잠언(31:6)에도 '독주는 죽게 된 자에게, 포도주는 마음에 근심하는 자에게 줄지어다'라고 기록되어 있다.

대마에 관하여 기원후 100년경 의약 서적인 "신농본초경神農本草經"에도 마분麻蕡에 정신을 변화시키는 효과(환각 효과)가 있음이 기록되어 있다. 마분은 대마초(hemp)의 씨이며 대마초는 뽕나무과의 1년생 식물로서 삼베를 짜는 데 쓰이는 삼이다. 도교道教 신봉자나 무속인들은 환각 상태에서 깊은 영적 경험을 얻게 하는 물질로 대마를 사용하였다고 한다. 중국 위구르 자치구 부근에서 발굴된 미라의 머리 옆에 대마가 든 주머니가 발견된 적이 있으며 이 미라의 다른 부장품들을 볼 때 무속인이고 그가 대마를 사용한 것으로 추측하고 있다. 또한 기원전 6~3세기경 남부 러시아의 초원 지대에서 활약한 최초의 기마 유목 민족인 스키타이족은 불에 달군 돌 위에 대마 씨를 올려놓고 그 연기를 흡입하면서 즐거워 하였다고 한다.

마리화나(marijuana)라고 흔히 불리는 카나비스(cannabis)는 대마초(*Cannabis sativa*), 주로 인도 대마, 의 꽃 부분을 말린 것으로 hashish라고 하며 환각을 경험하기 위하여 흡입하거나 씹는다. 종교 의식이나 무속인이 신내림을 경험하기 위하여 사용하며 인도와 네팔의 축제인 홀리(Holi) 때도 많이 사용한다. 또한 전신 마취가 없었던 시기에는 수술할 때 마취 목적으로도 사용하였다. cannabis는 그리스어로 대마를 뜻하는 kannabis에서 유래되었다. 아랍어로 hashish는 대마초를 말려서 가루로 만든 것이다.

암살자를 뜻하는 assassin은 특히 거물 정치인을 죽이는 살인자를 지칭한다. 이를 고유명사로 Assassin으로 쓰면 1090년과 1256년 사이 페르시아와 시리아에서 활개를 치던 이슬람교 광신자 집단으로 주로 십자군을 죽이는 집단을 일컫는다. assassin은 라틴어 assassīnus, 그리고 아랍어 hashshāshīn(hashishiyyin)에서 유래되었다. 그런데 이 hashshāshīn은 뜻은 hashish를 먹는 사람을 말한다. 이 광신자 집단의 지도자는 그 추종자들에게 hashish를 먹여 그들로 하여금 hashish의 환각 작용으로 '즐거운 천국의 아름다운 꿈'을 경험하도록 함으로 지도자의 힘과 능력을 믿게 하였던 것이다. 이로써 추종자들은 지도자의 명령에 절대 복종하는 집단이 되고 이 암살자 집단 Assassin은 대마초에 취해서 암살을 자행하였던 것이다. 요즘 대마초 흡입 후 저지르는 범죄 역시 정상적인 판단력을 가진 정신 상태에서는 할 수 없는 행동이 환각 상태에서 일어나고 있는 범죄인 것이다.

약물에 의한 환각 상태에서는 '그림(사물)이 들리고 음악(소리)이 보인다'라고 한다. 아마 환각 상태의 약리 작용을 가장 잘 표현한 것이 아닌가 한다.

마리화나의 환각 성분은 tetrahydrocannabinol(THC)이며 최근에는 THC 또는 이의 유도체를 항암 요법 시 나타나는 구역이나 구토, 통증 등을 완화하기 위하여 제한적으로 사용하고 있다. 또 에이즈, 뇌전병(간질), 류마티스 관절염 등의 보조 요법으로 시도되고 있다.

양귀비에 관하여는 양귀비, 모르핀, 태변胎便 그리고 도핑 제목으로 따로 서술하였다.

양귀비, 모르핀, 태변胎便, 그리고 도핑

양귀비는 한해살이 꽃으로 앵속罌粟이라고도 한다. 원산지는 지중해 연안으로 추정된다. 아편(opium)은 양귀비의 덜 익은 씨방에 상처(칼금)를 낼 때 흘러나오는 끈적끈적한 액체를 말한다. 이는 양귀비의 눈물(lachryma papaveris)이라고도 하며 이의 뜻은 즙, 주스이다. 양귀비에서 아편을 추출하는 법은 고대 그리스인도 알고 있었는데, 아편은 opium을 중국인들이 한자로 쓴 것이다. 동양에서는 이의 꽃이 당나라 현종의 왕비였던 양귀비의 아름다움에 비길 만큼 아름답다고 하여 '양귀비'로 이름 붙여졌다.

아편과 관련하여 morphine, paregoric같은 약물 이름 이외에도 doping, meconium 등의 용어가 만들어져 의학에 쓰이고 있다.

아편의 성분 중에는 morphine이 12%로 가장 많으며 또 가장 작용이 강한 알칼로이드이다. 모르핀은 통증을 없애 주고, 중추 신경을 억제하여 진정 수면 작용을 나타내며 장 운동을 억제하여 설사를 멎게 하고 변비를 일으킨다. 그러나 약물 의존성을 유발하여 장기간 사용할 경우 아편 중독자가 될 수 있다. 또한 내

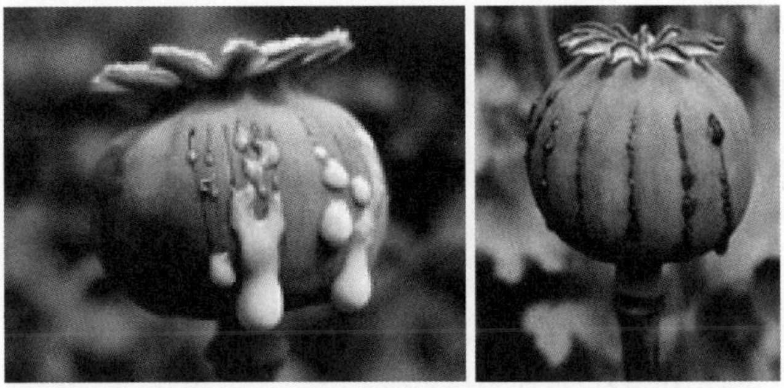

그림 29
아편의 씨방이 완전히 익기 전에 칼금을 그으면 처음에는 우유빛 흰 즙이 나오고(왼쪽 위) 이는 굳으면서 차차 흑갈색으로 변하게 된다(오른쪽). 이에는 모르핀 등 마약 성분이 들어있다.

성이 잘 생겨서 계속 사용하면 그 효과가 점점 적게 나타나므로 같은 효과를 얻기 위하여 점점 더 많은 용량을 투여하여야 한다. 모르핀은 독일의 화학자이자 약사인 제르튀르너(FWA Sertürner)가 아편에서 처음 분리하였다. 그는 이 약물의 수면 작용을 관찰하고 그리스 신화에서 꿈의 신인 모르페우스(Morpheus)의 이름을 따서 끝에 물질을 나타내는 -ine를 붙였다. 모르페우스는 잠의 신인 힙노스(Hypnos: 로마 신화의 솜누스(Somnus)에 해당)의 아들로서 뿔에서 마약 증기를 뿜었다고 한다.

모르핀과 비슷한 구조를 가진 코데인(codeine)은 양귀비 꼬투리를 뜻하는 codeina에 물질을 나타내는 접미사 -ine이 붙은 것이다.

독일 바이에르 제약 회사의 드레저(H. Dreser)는 디아세틸모르핀(diacetylmorphine, heroin)을 합성하였다. 이 약물은 모르핀으로부터 만든 반합성 마약 진통제로서 처음에는 모르핀보다 진통 효과가 강하면서도 약물 의존성이 생기지 않는다고 하여 모르핀 중독증 치료에 사용하였다. 그러나 실제로는 헤로인(heroin)도 약물 의존성을 일으킨다는 것이 밝혀졌다. 그는 이 약물을 복용하면 용감하고 영웅 같은 기분을 느낀다고 하여 독일어 heroisch(용감한, 영웅의)에서 따서 heroin이라고 이름을 붙였다. 그러나 다른 한편으로 이 약물이 모르핀 유사 작용이 있다는 것을 감추기 위해 모르핀과 전혀 다른 이름을 붙였다고도 한다.

아편 제제 중 설사를 멎게 할 목적으로 주로 사용하는 것이 파레고릭 paregoric이다. 이는 미국 약전 기준으로 morphine 0.04%를 함유한 팅크 제제(유효 성분을 알코올에 녹여 만든 것)이다. 이 약물 이름은 그리스어 paregoreo(위로하고 달래는 말투로 강연하다)에서 유래되었으며 '고통을 달래는 약'이라는 뜻이다.

태아가 태어나서 처음 배설하는 태변胎便을 meconium이라고 한다. 여기에는 태아가 자궁 안에서 섭취한 물질, 위장 상피세포, 장내 분비물과 양수羊水 등이 포함되어 있다. 태변은 짙은 녹색의 점액성粘液性 물질로 되어 있으며 그 모양이 마치 아편 덩어리와 같다고 하여 라틴어로 '아편, 양귀비 즙'을 가리키는 meconium(그리스어 mekonion: 양귀비 mekon의 축소형)이라고 이름 붙였다. 한편 아리스토텔레스는 태변이 태아를 잠자게 한다고 믿었으며 이는 아편의 작용과 관련 있다고 해서 붙였다고 한다.

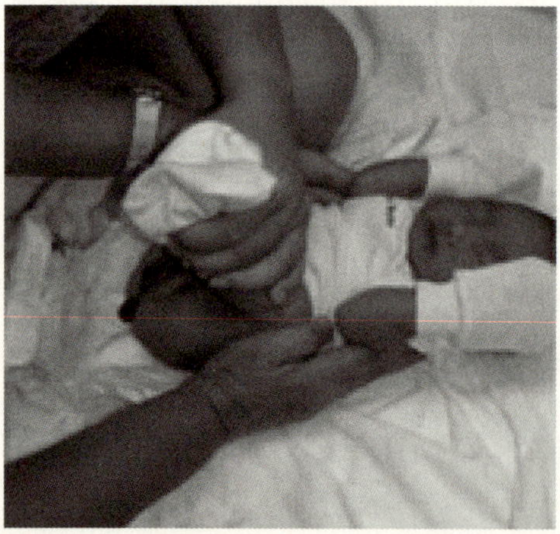

그림 30
태아가 태어나서 처음으로 배설하는 대변은 태아가 자궁 안에서 섭취한 물질, 위장 상피세포 등이 포함되어 있으며 흑갈색을 띤다.

올림픽이나 주요 스포츠 경기에서 끊임없이 나오는 문제는 금지된 약물 사용, 즉 도핑(doping)이다. 서울 올림픽에서 육상 100미터 세계 기록 보유자였던 존슨(B Johnson)이 루이스(C Lewis)를 제치고 세계 기록을 다시 세우며 1위를 하였다. 그러나 3일 만에 존슨이 스테로이드 약물을 사용한 것이 밝혀져 금메달을 박탈당하였고 은메달 수상자이었던 루이스가 금메달을 받았다. 아울러 그의 세계 기록도 모두 취소되고 루이스의 기록이 세계 기록으로 인정되었다. doping은 소스, 양념을 뜻하는 네덜란드어 doop에서 유래된 것으로 즙이라는 뜻의 opium과 같다. 즉, 이는 감각을 둔하게 하고 몽롱하게 하는 물질 즉 마약을 총칭하는 용어로 쓰인다. 나아가 마약 중독자를 속어로 dopehead 또는 단순히 dope라고 부르기도 한다. 경기력 향상을 위하여 운동선수들은 마약 종류 이외에도 남성 호르몬 등 스테로이드제제나 중추 흥분제 등도 사용하며 이들 약물들을 포괄적으로 dope라고 하며 이런 행위를 도핑이라고 한다.

레스토랑은 강장제를 파는 곳이다?

긴장도를 뜻하는 tonus, 음질을 뜻하는 tone, 강장제라는 tonic은 모두 라틴어 tonus에서 유래되었다. 이는 그리스어로 '팽팽하게 함, 늘임, 늘어나는 것, 팽팽하게 하는 것, 힘을 내게 함' 이라는 tonos에서 나왔다.

tonus는 어원 자체가 '늘어나는 것'을 뜻하며 이는 악기의 현이 늘어나면서 나는 소리를 뜻하고, 나아가 이로 인한 소리의 상태, 즉 높낮이, 음질, 음색을 뜻한다. 의학적으로는 근육이 유연성을 가지고 늘어나면 긴장성을 가지게 된다는 것을 말하게 되었다. 고대 피타고라스(Phytagoras) 학파의 철학자들은 음악이 병을 고치고 지친 몸과 마음을 회복시킨다고 믿었다. 독일 의사 호프만(F Hoffman)은 긴장이 지나치면 급성 질환이 생겨 진정제가 필요하며, 반대로 긴장이 부족하면 만성 질환이 생기고 강장제(tonic)가 필요하다고 하였다. tonic은 tonus에 물질을 나타내는 접미어인 -ic이 붙은 것으로서 '정상적인 긴장을 유지하는, 지속적인 긴장을 특징으로 하는, 조직에 정상적인 긴장을 회복시키는 약물'을 총칭한다. tonic은 근육의 긴장도 이외에 등장성(isotonic), 고장성(hypertonic), 저장성

(hypotonic) 등과 같이 용액의 장력張力을 내는 데도 쓰인다.

tonic과 같은 뜻으로 restaurant이 있다. restaurant은 우리가 음식점이라는 뜻으로만 흔히 쓰는 단어로서 의학 용어로는 거의 쓰지 않는다. 그렇지만 건강과 관련하여 강장제라는 뜻을 가지고 있는 용어이다. 이는 '새롭게 하다, 회복하다'라는 뜻의 라틴어 restaurare에서 나온 것이다. 1785년 프랑스 파리에서 불랑제(Boulanger)라는 사람이 스프를 팔기 시작하였다. 그는 자기가 파는 스프가 가장 맛있고 영양이 풍부하며 활력을 재충전할 수 있는 강장强壯 효과가 있다고 선전하였다. 그러면서 그는 가게 밖에 원기를 회복시키는 스프라는 'restore-ant'라는 간판을 내걸었다. 이곳의 스프는 건강에 좋다고 알려지고 그 스프는 강장제라는 뜻의 'restaurant' 이란 이름으로 소문나게 되었다. 그 후 restaurant은 강장强壯 스프를 가리키는 용어에서 (원기를 회복하는) 음식을 만들어 파는 장소의 뜻으로 쓰이게 되었다. 결국 불랑제가 낸 스프 식당이 세계 최초의 레스토랑이라고 볼 수 있다. 영국에서는 그 후 60여년이 지나 소설 '모히칸족의 최후'를 쓴 작가 쿠퍼(J Cooper)가 그의 글에서 버펄로 고기가 어느 런던의 고기 집이나 파리의 restaurant에서 파는 고기보다 맛있다고 쓴 것이 처음이다.

5 의학 용어, 그리고 성경과 그리스 로마 신화

Language & Medicine

빗나간 성욕

성性과 관련된 용어들은 성경과 그리스 로마 신화 등에서 유래된 것이 많다.

남성 성욕 항진병亢進病, 남성 색정증色情症을 satyriasis라고 한다. 이는 신경 정신병의 하나로 강박적으로 많은 여성들과 성관계를 가지나 그 여성과의 인간관계를 오래 지속하지는 못하는 병적 상태이다. 이 용어는 Satyr에 병적 상태를 뜻하는 -iasis가 붙어서 된 말이다. 사티르 Satyr(사티로스, Satyros)는 그리스 신화에서 숲의 신으로 반은 사람이고 반은 염소(산양)로 되어 있다. 사티르는 얼굴이 혐오스럽고 행동이 짐승 같았으며, 거대한 남근을 가지고 있었다. 그는 숲속의 요정을 따라다니면서 성행위를 강요하여 요정에게는 공포의 대상이었다.

여성에서 성적 욕구가 병적으로 항진되어 스스로 통제할 수 없는 상태, 즉 여자 색정증은 nymphomania라고 한다. 이 역시 satyriasis와 마찬가지로 강박적으로 많은 남성들과 성관계를 가지나 그 남성과의 인간관계를 오래 지속하지는 못하는 병적 상태이다. 이는 nymph(신부, 처녀, 요정)에 mania(미친 상태, 광적狂的인 상태; 요즘은 어떤 분야에 열정을 가진 상태에도 쓰인다)가 합쳐진 용어이다. 그리스 신화에서 nymph, nympha는 숲속, 개울, 우물, 연못, 산, 바다 등 물이 있는 곳에 살면서 성적性的 유혹을 하고 노는 결혼할 처녀로 묘사되어 있다. 해부학자들은 이 nympha의 뜻을 확대하여 여성의 성기, 음핵(clitoris)의 뜻으로 사용하였으며 이의 복수 nymphae는 소음순(labia minora)을 가리켰다. 여성 생식기와 nympha를 연관시킨 것은 nympha가 물이 있는 데서 놀고 있는 것과 소변이 나오는 외음부를 연상시키고 나아가 nymphomania를 연관시킨 것으로 추측한다.

남자끼리 성관계를 가지는 것을 sodomy(남색男色, 수간獸姦)라고 하며 요즘은 이성 사이의 항문 또는 구강 성교와, 사람과 동물과의 성교도 포함한다. 이는 구약성경에 기록되어 있는 소돔(Sodom)과 인근 고모라(Gomorrah) 지역에서 난무하였던 부도덕하고 문란했던 성범죄에서 유래된 용어이다. 도시 이름 Sodom에 행위를 나타내는 접미어 -y가 붙여진 용어이다. 즉, 창세기 19장에 두 천사가 소돔에 이르러 롯(Lot)의 집에 들어온 것을 본 소돔 남자들이 롯에게 '그들을 이끌어 내라 우리가 그들을 상관하리라고 하자 롯은 그들에게 자기 두 딸을 내어줄 테니 그들에게는 아무 일도 저지르지 말라.'라고 한 기록이 있다. 결국 그들의 죄가 심해 여호와는 유황과 불을 소돔과 고모라에 비같이 내려 모든 백성과 땅에 난 것을 다 엎어 멸하였다.

sodomy에 대칭되는 용어로 lesbian, lesbianism이 있다. 이는 원래 그리스에 있는 레스보스(Lesbos) 섬을 나타내는 용어이나 이것이 여성 동성애를 뜻하는 것으로 변천된 것이다. 레스보스 섬에 사포(Sappho)라는 여성 시인이 있었으며 그는 많은 소녀들에게 문화와 교양 함양을 위한 교육을 하였다. 그런데 그녀는 여성의 아름다움에 관한 것과 소녀에 대한 그녀의 사랑에 관하여 남긴 글이 많았다.

사포가 쓴 여성에 관한 아름다움과 그녀의 소녀에 대한 사랑 이야기를 여성끼리의 사랑으로 연관시켜 이를 여성 동성애자라는 뜻으로 쓰기 시작한 것은 1890년부터이다.

상대방을 학대하거나 고통을 줌으로 성적 쾌락을 느끼는 성도착증으로 가학증加虐症 사디즘(sadism)이 있다. 이 용어는 프랑스 작가 마르키 드 사드(M de Sade)의 이름 Sade와 행위, 상태, 이론을 뜻하는 접미어 -ism이 합해진 것이다. 사드는 프랑스 지방 귀족 가문으로 자신이 가학증 환자이면서 음탕한 놀이에 빠진 정신병 환자이었다. 그는 채찍질을 비롯해서 쾌락을 위한 갖가지 실험에 몰두했으며 매춘부에게 채찍질을 한 것은 물론이고, 몸에 칼로 상처를 내고 뜨거운 밀랍을 붓는 등의 끔찍한 폭행을 가하기도 했다. 그는 생애 중 27년간을 바스티유를 포함하여 여러 수용소에 정신 질환 죄수로 복역하였다. 그의 미완성 소설 '소돔 120일'에는 상상을 초월하는 가학적이고 폭력적인 묘사가 수시로 등장한다고 한다.

사디즘과 반대로 스스로 고통을 주거나 창피를 줌으로 성적 쾌락을 느끼는 성도착증을 피학증被虐症 마조히즘(masochism)이라고 한다. 이 용어는 오스트리아 작가 자허-마조흐(L von Sacher-Masoch)가 그의 소설 '모피를 입은 비너스(Venus im Pelz, Venus in Furs)'의 주인공을 이러한 왜곡된 행위를 가진 자로 묘사한 데서 작가의 이름을 따서 붙여졌다.

사랑의 신과 성욕 촉진제

그리스 로마 신화는 성경과 함께 서양 문화 속에 깊게 자리 잡고 있다.

신화란 어떤 면에서는 과학과 거리가 멀고 또 과학으로 해석될 수 없는 것일 수도 있다. 그러나 그리스 로마 신화의 경우 현실과 신의 세계를 넘나드는 이야기들로 이루어져 있다. 이 때문에 신화와 현실이 혼동되는 경우도 있으며 어떤 것은 과학으로 승화되는 이야기들도 있어서 어떻게 보면 공상 소설이라고도 볼 수 있다. 예를 들어 하늘을 날겠다는 무모한 도전을 한 이카루스(Icarus)의 꿈이 비행기, 우주선 등으로 현실이 되어 있다. 또한 위생이나 예방 의학을 관장하던 히게아(Hygiea)의 역할이 현대 의학에서 매우 중요한 위치를 차지하고 있으며, 신화에 나오는 여러 형태의 기형畸形들이 현대에 그대로 볼 수 있음은 그리스 로마인들이 자신들이 관찰한 바를 신화로 만들었다고 볼 수 있다.

한편 성경은 서양 정신문명의 바탕으로 그들의 생각이나 문화는 기독교와 성경의 틀 속에서 나온 것들이다.

이 때문에 신화와 종교가 과학과 잘 맞지 않을 것 같으면서도 수많은 의학 용어나 과학용어가 신화와 성경을 배경으로 만들어져 쓰이고 있다.

성욕 촉진, 성욕 촉진제, 최음제催淫劑를 뜻하는 aphrodisiac은 그리스 신화에 나오는 사랑과 아름다움의 여신 아프로디테 Aphrodite에서 유래되었다. 즉, Aphrodite에 형용사형 또는 물질을 나타내는 접미어 -iakos가 합쳐진 용어이다. Aphrodisia는 아프로디테를 기리는 고대 축제의 이름이기도 하다. 아프로디테의 탄생에 대하여는 두 가지 이야기가 있다. 호머의 '일리아드(Iliad)'에는 그가 제우스(Zeus)와 디오네(Dione) 사이에서 태어났으며 에로스(Eros)의 어머니라는 것이다. 그러나 헤시오드의 '신들의 기원(Theogony)'에는 그가 바다의 거품(그리스어로 aphros는 거품을 뜻한다)에서 나타났다고 한다. 즉, 크로노스(Cronos)가 자기 아버지 우라노스(Uranos)의 음경을 낫으로 베어 그 음경을 바다에 던졌더니 그 주위에 하얀 거품이 일면서 그 속에서 나타난 소녀가 아프로디테라는 것이다. 아프로디테는 수많은 신들과 사랑을 나누었으며 많은 신들은 그의 미모 때문에 평화가 깨질까 전전긍긍하였다. 아프로디테는 성욕性慾을 유발하는 갖가지 무늬가 수놓아져 있는 거들(허리 띠) 케스토스(kestos)를 가지고 있어 어떠한 남성이라도 그것을 맨 여성의 성적 매력에 저항할 수 없었다고 한다.

아프로디테의 아들 에로스(Eros) 역시 사랑의 신으로 그의 화살을 맞은 신이나 사람은 서로 사랑을 속삭인다고 한다. 에로스의 활을 말할 때는 '에로스의 활'이라고 하기 보다는 주로 로마 신화에서 에로스에 해당하는 큐피드의 이름을 따서 '큐피드의 활(Cupid's bow)'이라고 한다. 그런데 윗입술 선의 모양이 활의 모양과 비슷하여 윗입술 선을 큐피드의 활을 가리키는 데 쓰인다. 또한 윗입술 선의 가운데(활의 가운데)와 코 사이의 세로로 오목한 부위(화살에 해당)인 인중을 '사

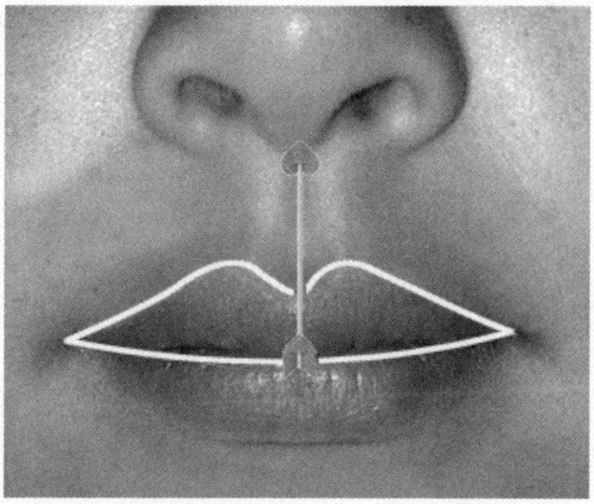

그림 31
윗입술 선의 모양이 활과 비슷하여 큐피드의 활이라고 하며 그 위의 인중은 화살의 위치와 일치하여 이를 '사랑의 묘약'이라는 뜻의 philtrum으로 이름 붙였다.

랑의 묘약'이라는 뜻의 philtron으로 불렸으며 이에 해당하는 라틴어 philtrum을 인중人中으로 쓰고 있다.

그런데 아프로디테는 어느 날 아들 에로스의 화살을 맞게 되고 그는 아도니스(Adonis)와 사랑에 빠지게 된다. 한편 에로스와 프시케(Psyche) 사이에서 난 딸 볼룹타스(Voluptas) 역시 매력적이어서 관능적인 즐거움과 쾌락의 여신이다. 그의 이름에서 육감적인, 관능적인, 요염한 등의 뜻으로 쓰이는 voluptuous라는 단어가 유래되었다.

aphrodisiac을 성욕 촉진제라는 뜻으로 쓰기 시작한 것은 히포크라테스이다. aphrodisiac에 반대되는 용어로는 anaphrodisiac(antaphrodisiac, antiaphrodisiac)이 있다.

로마 신화에서 아프로디테에 해당하는 여신이 비너스(Venus)이다. 비너스 역시 사랑, 성욕, 아름다움, 매력 등의 뜻으로 사용된다. Venus에서 유래된 용어나 단어로는 venus/veneris(아름다움, 사랑의 즐거움, 성적 탐닉性的耽溺), venom(사랑의 묘약, 마법, 독), venereal(사랑, 성관계로 인한, 성병에 걸린), venerate(존경하다; 공경하다, 받들어 모시다)

등이 있다.

생식기 위쪽의 융기된 부분을 남녀 공통으로는 치구恥丘(mons pubis)라고 하나 여성의 경우 이를 '비너스의 언덕'이라는 뜻의 mons veneris라고 한다.

천문학에서 Venus는 금성이다.

너무 강해서 쉽게 끊어지는 아킬레스 힘줄과 지구를 메고 있는 아틀라스

우리 몸의 힘줄 중 가장 강한 것이 아킬레스 힘줄[건腱]이지만 반면에 전혀 예기치 않은 상태에서 쉽게 끊어지기도 한다.

아킬레스 힘줄 Achilles tendon은 다리 뒤쪽에 있는 힘줄로서 장딴지 근육을 발꿈치에 붙이고 있다. 우리 몸에서 가장 두껍고 강한, 약 15cm 길이의 힘줄이다. 아킬레스 힘줄은 서 있을 때 넘어지지 않도록 지탱하며 걸을 때 몸을 앞으로 나아가도록 하는 중요한 힘줄이다. 이 아킬레스 힘줄은 발을 디디거나 뛸 때는 강하게 긴장하며 이때 갑자기 부자연스러운 방향으로 운동력이 이 힘줄에 작용하면 힘줄이 끊어지는 수가 많다. 준비 운동 없이 갑자기 달리거나 축구를 할 때 자주 일어난다.

아킬레스 힘줄은 그리스 신화에서 유래된 용어로, 모든 면에서 아주 튼튼한(건장한) 사람에게 있는 아주 약한 부분, 약점을 비유하여 가리킨다. 아킬레스(Achilles)의 어머니 테티스(Thetis)는 어린 아킬레스가 오래 살지 못할 것이라는 예언을 듣고 그를 오래 살게 하기 위하여 더없이 강건하게 만들기로 하였다. 이를 위하여 어머니는 어린 아킬레스를 매일 밤 불 속에 넣어 단련하고 상처는 신들이 먹는 영생불멸의 음식 암브로샤(ambrosia)로 치료하였다. 그러나 이 광경을 남편한테 들켜 아킬레스를 더 이상 강하게 하지 못하게 되었다. 그래서 아킬레스는 온 몸은 강하게 되었으나 발목만은 약한 채로 살아가게 되었다고 한다. 다른 이야기로는 어머니가 아이의 발목을 잡은 채 불사신의 능력을 주는 강으로 알려진 스틱스(Styx) 강에 아이를 담갔다. 이로써 아킬레스는 모든 신체가 강건하여졌으나 어머니가 잡은 발목은 물에 담가지지 않아 약한 채로 남아 있게 되었다는 것이다. 트로이 전쟁에서 아킬레스는 용맹을 떨치고 승리하였으나 그의 약점을 아는 파리스(Paris)가 쏜 화살에 발꿈치를 맞아 쓰러지게 되었다. 여기에서 유래되어 가장 강하면서도 치명적인 약점을 흔히 아킬레스 발꿈치라고 한다.

아틀라스는 대문자 Atlas로 쓰면 그리스 신화 속의 티탄(Titan) 거인족의 장군 이름이다. 그러나 소문자 atlas로 쓰면 지도책, 도표나 그림을 모은 책, 해부도解剖圖를 말하며 의학 용어로는 해부학에서 두개골 아랫부분과 관절을 이루는 제1 목뼈인 고리뼈(환추環椎)를 말한다.

아틀라스는 제우스에 대항하여 반란을 일으켜 올림포스의 신들과 싸웠기 때문에 제우스의 벌을 받아 평생 지구와 하늘을 어깨에 지고 살게 되었다. atlas는 그리스어로 '지탱하다, 떠받치다, 짊어지다'라는 뜻으로 결국 이름 그대로 아틀라스는 지구를 짊어지고 있는 것이다.

제1 목뼈인 고리뼈는 이 뼈가 두개골을 바치고 있는 모양이 아틀라스가 지구를 어깨에 메고 있는 것을 연상하게 한 데서 이름이 붙여졌다.

아틀라스가 지구를 메고 있는 그림은 초기 지도책의 표지로 흔히 쓰였으며 이

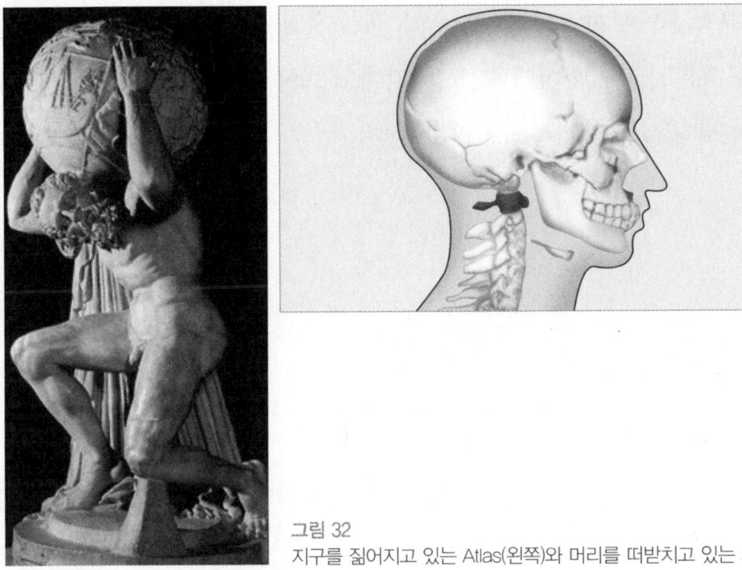

그림 32
지구를 짊어지고 있는 Atlas(왼쪽)와 머리를 떠받치고 있는 제1 목뼈(오른쪽)

때문에 지도책이나 해부도 등 그림이 있는 책을 atlas로 부르게되었다.

그리스 신화의 티탄 족의 일원인 아틀라스는 역사상 가장 힘센 신이었으며, 또 현재까지도 가장 널리 알려져 있는 신 중의 하나이다. 아틀라스와 그 일족은 그리스에서 서쪽으로 먼 세상 끝에 살고 있다고 생각되었는데, 그곳에 있는 미지의 대양을 아틀라스의 바다라는 뜻으로 Atlantic Ocean(대서양大西洋)이라고 했다. 그리고 찬란한 문화를 지녔던, 그러나 지진으로 대서양 밑에 가라앉았다는 전설로 유명한 섬 아틀란티스(Atlantis)는 '아틀라스의 영지'라는 뜻이다.

16세기 말에 지도 제작자인 메르카토르(G Mercator)는 혁신적인 지도책을 제작하고 그 표지에 지구를 메고 있는 아틀라스의 그림을 넣었다. 메르카토르는 아틀라스가 받치고 있는 것이 실제로는 천구天球이나 이를 지구라고 잘못 생각한 것이었다. 그러나 그 이래 atlas라는 말은 지도책을 지칭하는 일반적 단어가 되었으며 도로 지도책은 road atlas이다. 지도 이외에도 그림, 도표로 정리된 자료 등을 모은 책인 도해서圖解書를 보통 atlas라고 한다.

재주를 뽐내다 거미가 된 여신, 그리고 사랑하는 남자와 한 몸이 된 요정

뇌와 척수는 3개 층의 수막으로 둘러 싸여 있으며 맨 바깥쪽이 단단한 경질막(dura, dura mater)이고 맨 안쪽이 연질막(pia, pia mater)이다. dura는 라틴어로 '딱딱하다'라는 뜻이고 pia는 '부드러운, 남을 사랑하는'이라는 뜻이며 mater는 '어머니'라는 뜻이다. 이 두 개의 막 사이에 있는 거미줄 모양의 매우 섬세한 막을 거미막, 지주막(arachnoid, arachnoid mater)이라고 한다. arachnoid는 그리스어로 '거미'를 뜻하는 arachne에 '비슷함'을 나타내는 접미어 -oid가 합쳐진 것으로 거미와 닮은 모든 것을 총칭하며 거미줄과 같이 섬세한 것을 뜻한다.

그리스 신화에서 아라크네(Arachne)는 베를 짜는 재주가 매우 뛰어난 아가씨이나 자기 재주만 믿고 너무 거만해져 있었다. 이 소문을 들은 아테나(Athena: 로마 신화에서는 미네르바 Minerva)는 어느 날 할머니로 변장하여 아라크네에게 신들을 존경하고 겸손해지라고 충고하였다. 그러나 아라크네는 그 충고를 거절하고 오히려 변장한 아테나에게 '공예의 신인 아테나조차도 자기 상대가 안 된다.'라고 큰소리쳤다. 이를 듣고 화가 난 아테나는 자신이 지혜와 공예의 여신임을 밝히고 베짜기 시합을 하기로 하였다. 시합에서 두 사람은 각각 매우 훌륭한 작품을 만들었다. 그러나 아라크네는 신을 모독하는 주제—특히 제우스를 속임수나 쓰고 여성을 농락하는 신으로 표현—로 작품을 만들고, 아테나는 신을 찬양하는 주제로 작품을 만들었다. 아라크네의 작품은 매우 훌륭하였으나 신을 모독한 주제이어서 이를 본 아테나는 매우 화를 내었으며 아라크네는 겁에 질려 목을 매고 자살을 하였다. 아테나는 아라크네를 다시 살리는 대신 그녀를 거미로 만들고, 아라크네는 물론 그 후손들까지 평생을 베를 짜면서 살도록 하였다. 이로서

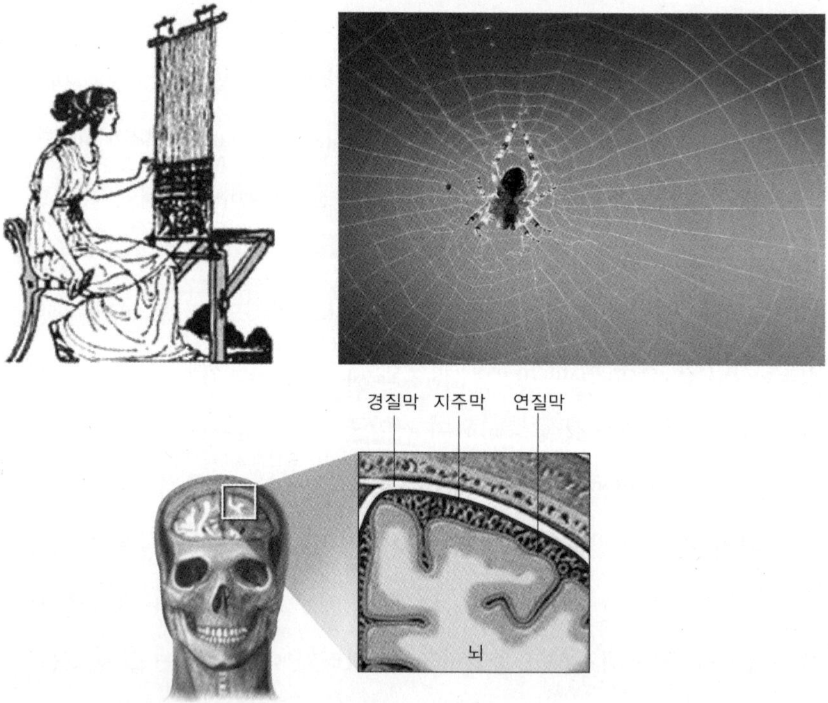

그림 33
베 짜는 아라크네가 아테나의 저주를 받아 거미로 변하여 죽을 때까지 베를 짜듯이 거미줄로 그물을 만들게 되었다(위). 뇌를 싸고 있는 거미막(아래)

거미는 실을 뽑아 집을 섬세하게 짓는 재주를 가졌으나 평생을 거미줄에 매달려 살아 가게 된 것이다. 뇌막의 한 층인 거미막은 매우 섬세하고 그 형태가 거미줄 모양이어서 아라크네의 이름을 따서 붙였다.

남녀의 생식기관이 하나의 개체에서 모두 발달하는 선천성 기형을 남녀한몸 또는 자웅동체雌雄同體(hermaphrodite, hermaphroditism)라고 한다. 이는 그리스 신화에서 헤르메스(Hermes)와 아프로디테(Aphrodite) 사이에서 태어난 아들 헤르마프로디투스(Hermaphroditus)로부터 유래되었다. 즉, 아버지와 어머니의 이름이 합쳐진 것이다.

요정 살마키스(Salmacis)는 헤르마프로디투스를 뻔뻔스러울 정도로 쫓아다니면서 사랑 고백도 하고 포옹하곤 하였으나 그의 반응은 무덤덤하였다. 그러자 살마키스는 신들에게 둘이 영원히 한 몸이 되게 해달라고 간청하였다. 그녀의 지극한 기도의 결과로 그들은 한 몸이 되었으며 한 몸에 남녀 두 성의 특성을 모두 가지게 되었다고 하여 이 용어가 생겨났다.

한편 한쪽 성의 생식기관을(고환 또는 난소) 가지고 있으나 외형적으로 다른 쪽 성의 특징을 나타내는 경우도 있으며 이를 거짓남녀중간몸(pseudohermaphrodite, pseudohermaphroditism)이라고 한다.

질병의 예방과 치료, 그리고 의학의 신과 뱀

의학의 신 아스클레피우스(Asclepius)는 딸이 다섯 있었는데 모두 의료와 관계 있는 일을 담당하였다. 즉, 히기에이아(Hygieia, Hygiea, Hygeia)는 건강, 청결, 위생을 담당하고, 파나케아(Panaceia)는 모든 병의 치료를 담당하였다. 그 외 이아소(Iaso)는 질병으로부터 건강 회복을, 아케소(Aceso)는 치료 과정을, 아글라에아(Aglaea)는 아름다움, 화려함, 장식을 담당하였다. 또한 질병 진단에 재능을 가진 아들과 수술을 잘하는 아들도 있었다.

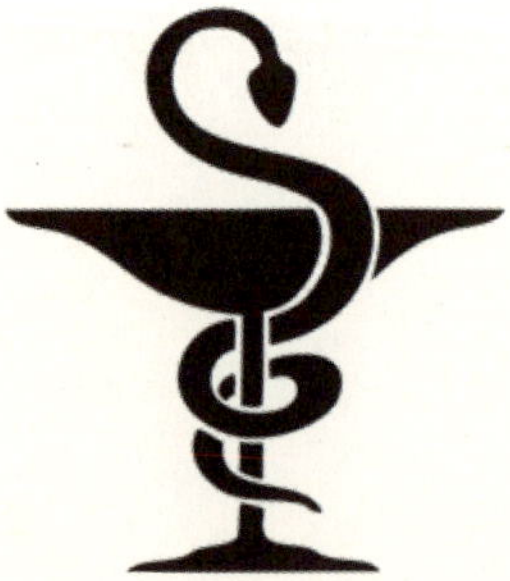

그림 34
약학을 상징하는 잔으로 한 마리의 뱀이 잔을 감고 있다.

히기에이아는 질병 예방을 담당하였기에 건전한 환경을 만들어 병에 걸리지 않게 하였다. 즉, 위생을 철저히 하는 위생학 hygiene은 여기에서 유래되었고 이는 곧 현대 예방의학의 시초인 것이다. 히기에이아의 상징은 뱀이 잔을 감고 있는 잔이며 이는 약학의 상징으로 쓰인다.

이에 비해 파나케이아는 환자 치료의 신으로 모든

병을 고치는 특별한 묘약을 사용하는 임상의학을 관장하였다. 만병통치약을 가리키는 panacea는 Panaceia에서 나온 것이며 이는 그리스어로 모두, 전부를 가리키는 접두어 pan에 치료, 치료제를 뜻하는 접미어 -akos가 합쳐진 것이다. 그러나 현대에서 만병통치약은 존재하지 않는다.

질병의 예방과 질병의 치료는 모두 중요한 의학의 분야들이지만 각각 그 하는 일은 상반된 것이다. 즉 건전한 환경을 만들어 병에 걸리지 않게 하는 히기에이아의 역할이 커지면 병에 걸린 것을 치료하는 역할을 하는 파나케이아는 할 일이 없어지므로 둘은 서로 앙숙관계이었음은 이해가 된다.

우리나라에서는 옛날부터 인삼을 만병통치약으로 써왔다. 요즘은 인삼에 관하여 많은 연구가 이루어져 있고 여러 가지 진세노사이드(ginsenoside)가 유효성분으로 밝혀져 있다. 인삼은 제한적이긴 하지만 여러 가지 효과를 나타내는 건강 보조 식품으로 세계적으로 널리 쓰이고 있다. 인삼은 그 뿌리가 사람의 두 다리와 비슷하다고 하여 人蔘으로 쓰고 있다. 인삼의 학명은 *Panax ginseng*으로 panax는 모든 것을 고친다는 뜻이다.

의료와 의학 단체를 상징하는 도형에는 지팡이와 이를 감고 있는 뱀이 있는 것을 볼 수 있다. 그런데 지팡이를 감고 있는 뱀이 어떤 도형에는 한 마리이고 어떤 도형에는 두 마리인 경우가 있다. 그리스 신화에서 의료와 의학의 신인 아스클레피우스의 지팡이는 뱀이 한 마리이다. 그러나 헤르메스(Hermes: 로마 신화에서는 머큐리 Mercury)의 지팡이인 카두케우스(caduceus)는 두 마리의 뱀이 지팡이를 감고 있고 한 쌍의 날개가 붙어있다. 먼저 결론적으로 말하면 뱀 한 마리가 감고 있는 지팡이가 의학과 의료를 상징하는 것이 맞다. 전 세계적으로 대부분

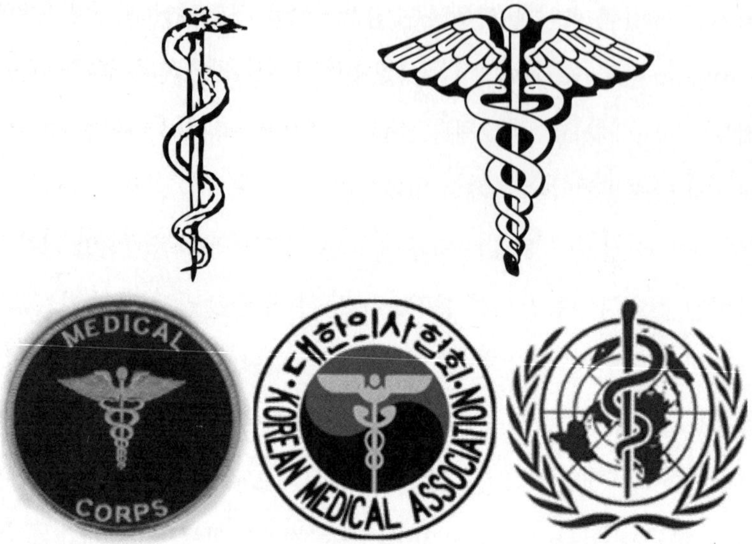

그림 35
위 왼쪽부터 아스클레피우스의 지팡이와 헤르메스의 지팡이 카두케수스, 미국 군의 의무 부대 엠블럼, 대한의사협회 엠블럼(2012년까지 사용) 그리고 세계보건기구 엠블럼

뱀 한 마리가 감고 있는 지팡이를 의료와 의학을 상징하는 도안의 기본으로 삼고 있으나 우리나라 국군 의무 부대, 미국 의무 부대, 일본 의무 부대는 두 마리 뱀을 쓰고 있다. 두 마리 뱀이 쓰이게 된 것은 엉뚱하게도 미국에서 20세기 초에 한 외과 군의관이 육군 군의 장교의 제복에 카두케우스 지팡이를 쓰는 것이 맞는다고 우기는 바람에 생긴 결과라고 한다. 아마 우리나라와 일본이 미국 군대의 영향을 받아 잘못된 것을 계속 쓰고 있는 것으로 보인다. 미국 의사 협회나 일본 의사회는 뱀 한 마리를 도안에 사용하고 있다. 아스클레피우스의 지팡이에 뱀이 있는 것은 뱀이 허물을 벗고 새로운 껍질로 갈아입으므로써 젊어지는 것, 회춘을 상징한다고 한다.

미국에서 의료 전문 단체의 경우 대부분 한 마리를 도안에 쓰고 있으나 상업적인 단체나 기업의 경우 대부분 두 마리를 도안에 쓰고 있다는 조사도 있다. 아마 이는 두 마리를 쓰는 것이 도안이 안정되고 균형이 맞기 때문으로 본다.

그러나 한 가지 짚고 넘어가야 할 것은 카두케우스를 갖고 있는 헤르메스(머큐리)는 빠르고 교활하며 죽음과 신의 세계를 자유로이 넘나들면서 전령사 역할을 함은 물론 죽은 이를 저승으로 인도하는 신이라는 것이다. 의사(단체)가 저승으로 길을 인도하는 신이 쓰는 지팡이를 도안으로 사용하는 것은 아무리 생각해도 문제이다. 다행히 대한의사협회는 2012년 새로운 엠블럼을 제정하면서 아래와 같이 뱀 한 마리를 사용하고 있다.

납 중독과 토성

고대는 물론 18세기 중반 화학이 발달하기 전까지 사람들은 7개의 원소만 알고 있었고 행성도 7개로 알고 있었으며 각 행성은 하나씩의 원소로 되어 있다고 생각하고 이와 연관 지었다. 즉, 달(Moon)-은, 수성(Mercury)-수은, 태양(Sun)-금, 화성(Mars)-철, 금성(Venus)-구리, 목성(Jupiter)-주석, 토성(Saturn)-납이라고 생각하였다. 이와 같은 행성과 금속과의 연결은 우연히도 행성의 속도와 이들 금속의 열전도율 및 전기 전도율과 그 순서가 일치한다.

납(lead)은 원자 번호 82, 원소 기호 Pb, 원자량 207인 금속으로 부드럽고 잘 늘어나는 성격을 가지고 있다. 이의 원소 기호가 Pb인 것은 라틴어로 납이 plumbum인 데서 유래한다.

납 중독을 saturnism 또는 plumbism이라고 한다. 이는 토성 Saturn에 상태를 나타내는 접미어 -ism이 합쳐진 것이다. Saturn은 로마 신화에서 농업의 신 사투르누스(Saturnus)로 그리스 신화의 Kronos(Cronus: 시간의 신 Chronos와는 다르다)에 해당하며 그의 성격은 둔하고 느리며 활기가 없었다. 만성 납 중독자 역시 행동이 느리고 성격이 우울하고 차가우며 말이 없는 상태를 보인다. 고대 점성가들은 토성의 영향을 받고 태어나면 성격이 차갑고 행동이 느리며 불길한 징조를 보인다고 하였다. 연금술사는 납이 무겁고 느린 금속으로 알고 있었으며 토성은 당시 지식으로는 태양 궤도의 맨 바깥에서 느리게 움직이는 행성이었다.

18세기 초 유럽과 영국에서 심한 관절 통증과 관절 변형이 나타나는 통풍痛風(gout)이 갑자기 유행하였다. 그런데 이 통풍이 스페인, 포르투갈에서 수입한 알코올 농도가 높고 값이 싼 '강화強化 포도주'를 많이 마신 사람, 주로 만성 알코올중독자에게서만 나타났다. 이 '강화 포도주'는 포도주에 브랜디를 섞어 알코올 농도를 높인 것이었다. 그런데 이때 포도주에 섞은 브랜디는 납으로 만든 관으로 된 증류기를 사용하여 만들었기에 그 브랜디는 납에 오염되어 있었던 것이다. 그 후 미국에서도 납이 오염된 밀주를 마신 사람들에서 이런 증상이 나타났다. 이 통풍을 'saturnine gout'라고 하였다. 이 통풍에 saturnine이라고 이름 붙인 것은 두 가지로 설명한다. 하나는 '강화 포도주'를 많이 마신 만성 알코올 중독자가 풀이 죽어 있고 침울한 정서 상태를 보이는 것이 사투르누스의 둔하고 느리며 활기 없는 성격이나 비슷하기 때문이라는 것이고 나아가 이런 사람한테서 통풍이 잘 나타났다는 것이다. 또 다른 설명으로는 납과의 연관성으로 행성과 원소의 관계에서 토성 Saturn이 납을 상징하므로 납에 중독된 사람에게서 나타난다는 것이다. 납은 요산 배설을 억제하여 통풍을 일으키고, 신경계 증상을 일으키는 것으로 알려져 있다.

납 중독은 최초의 산업 질병 중 하나로 두통, 피로감, 불안 상태, 우울증 등의 증상을 나타낸다. 산업 현장에서 나타난 이런 중독 증상들은 우연히도 과거

'강화 포도주' 중독 환자에서 볼 수 있었던 통풍 증상과 이외에 나타난 여러 가지 증상과 일치하였다. 즉, 납 중독에 의해 나타난 것으로 납과 관련 있는 토성 Saturn을 붙여 saturnism이란 용어를 만들었다. 납은 심장, 뼈, 위장관, 콩팥, 생식기관, 신경계 등 많은 곳에 독성을 나타낸다. 특히 성장기 어린이에서는 신경계 발달 장애로 배움 장애나 행동 장애, 경련 등을 나타낼 수 있다. 납은 페인트, 수도관, 방사선 차폐 장치, 건전지, 엑스선 필름 현상現像, 장난감, 전자 회로 기판 등에 많이 사용되었고 또 사용되고 있다. 최근 산업장이나 제품에 납의 사용을 자제하고 있으나 아직도 납이 함유된 제품들이 만들어 지고 있어 세계적으로 문제가 되고 있다. 2007년에는 중국에서 만든 장난감에서 납이 검출되어 수백만 개가 회수된 일도 있다. 그 외에도 화장품, 약초 제제, 통조림 캔 등에서 납이 허용치 이상 검출되는 사고가 발생하고 있다.

메아리와 초음파검사

그리스 로마 신화에 나오는 요정 에코(Echo)는 제우스(Zeus: 로마 신화의 주피터 Jupiter)의 아내 헤라(Hera: 로마 신화의 주노 Juno)의 절친한 친구이나 수다쟁이였다. 하루는 헤라가 남편이 다른 요정들과 놀아나는 현장을 잡으려고 하였으나 에코가 수다를 떠는 통에 그만 놓치고 말았다. 이에 화가 난 헤라는 에코에게 수다를 떨지 못하게 하는 저주를 내려 그녀로 하여금 말을 먼저 시작하지는 못하게 하고 다만 상대방이 하는 말의 마지막 부분만 반복할 수 있게 하였다. 그런 에코는 그 후 아름다운 소년 나르키소스(Narcissus)를 짝사랑하게 되었다. 그러나 스스로 말을 할 수가 없고 '누구냐'고 소리치면 거기에 따라서 '누구냐'고 답하는 에코가 마음에 들지 않은 나르키소스는 매몰차게 그를 거절하였다. 이에 실망한 에코는 산속에서 굶어죽어 바위로 변하고 그녀의 목소리만 남게 되었다. 나르키소스는 누가 산을 향해 소리치면 아직도 그 사람의 말소리에 메아리로만 답하고 있다는 것이다.

의학에서 Echo로부터 유래된 용어로는 echography(초음파검사), echolalia(메아리증,

반향언어증反響言語症), echopraxia(동작모방증) 등이 쓰이고 있다.

echography는 echo(메아리, 반향, 에코, 초음파)에 '쓰다, 기록하다'라는 graphein 그리고 명사형 어미 -y가 합쳐진 것으로 초음파에 '답하는(메아리치는)' 음파로 영상을 만들어 진단한다는 뜻이다. 이는 높은 주파수의 초음파(보통 1~18MHz)를 체내 조직에 쏘면 조직의 밀도에 따라 반사되는 음파의 정도가 차이가 있다. 이 때 반사되는 음파의 차이로 영상을 얻어 질병을 진단하는 방법을 초음파검사라고 한다. 이를 심장 진단에 쓰는 것을 echocardiography(심장 초음파검사, 심초음파검사)라고 하고 뇌 진단에 쓰는 것을 echoencephalography(뇌초음파검사)라고 한다. 한편 ultrasonography, sonography도 echography와 같은 뜻으로 사용하며 이는 관습적으로 주로 내장 장기(간, 콩팥, 자궁 및 태아 등) 검사에 사용하고 있다.

정신과에서는 echolalia(메아리증, 반향언어증反響言語症), echopraxia(동작모방증)가 쓰이고 있다. echolalia는 echo에 그리스어 lalia(말하다)가 결합된 것이다. 메아리증은 상대방이 하는 말을 무의미하게 그대로 따라하는 현상, 증상을 말한다. 예를 들면 누가 '안녕하십니까?'라고 말하면 이에 대한 답을 하지 않고 똑같이 '안녕하십니까?'라고 말한다든지 의사가 '어디 아프십니까?'라고 말하면 곧바로 또는 조금 있다가 똑같이 '어디 아프십니까?'라고 반복한다. 이는 일반적으로 유아기에서 말을 배우면서 나타나는 정상적인 현상이나 언어가 발달하면서 사라진다. 이는 자폐증自閉症이나 정신 분열증 환자에서 가끔 나타나는 증상이다.

동작모방(증)은 메아리증과 달리 상대방의 행동을 그대로 따라하는 현상 증상이다. 예를 들면 상대방이 한 손을 들면 자신도 따라 손을 들고 몸을 흔들면 같이 따라서 몸을 흔든다. 이 역시 유아기에는 정상적으로 흔히 볼 수 있다.

echopraxia는 echo에 '행동'이라는 뜻의 praxis가 결합된 용어이다.

메아리와 상관없이 쓰이는 echo도 있다. 즉, 에코바이러스 echo virus(ECHO virus, echovirus)이다. 이는 미국 국립 소아마비재단 연구위원회가 1955년 발견한 바이러스이며 바이러스 뇌막염, 호흡기 감염, 심한 신생아 설사 등을 일으킨다. 이의 이름은 이 바이러스의 특성인 enteric(장내腸內에서 발견), cytopathogenic(세포병원성病原性), human(사람), orphan(이전에 어떤 질병과도 연관되지 않은 종류의 바이러스라고 생각한 데서 이 단어를 썼음)의 머리글자를 따서 이름 붙인 것이다.

정신과 몸, 그리고 병적 상태

그리스어로 psyche는 '사람의 정신, 마음. 영혼, 의지意志, 욕구, 정열의 근원. 호흡 등'을 뜻하며 정신과에서는 생각, 판단, 감정 등에 대한 사람의 능력을 가리킨다.

그리스 신화에서 프시케(Psyche)는 매우 아름다운 소녀로서 아프로디테(Aphrodite, 로마 신화의 비너스(Venus))가 질투를 할 정도이었다. 그래서 아프로디테는 아들 에로스(Eros, 로마 신화의 큐피드(Cupid))를 보내 그녀를 죽이든지 아니면 불행한 결혼을 하도록 유도하게 하였다. 그러나 아들 에로스는 프시케를 본 순간 한눈에 반하여 그와 사랑에 빠져 결혼하게 된다. 이에 아프로디테는 크게 분노하여 갖은 방법으로 그녀를 골탕 먹이려고 하지만 실패하고 만다. 결국 프시케는 제우스(Zeus)의 도움을 받아 불멸의 올림푸스(Olympus)로 올라가서 사랑하는 에로스와 결합하게 된다. 이는 인간의 영혼이 영원하다는 것과 영혼의 갈등을 뜻하고 있다.

그리스어로 psyche는 '나비'라는 뜻도 있으며 이는 애벌레가 아름다운 날개를 가진 나비로 변한다는 것을 암시한다. 고대 프시케에 관한 예술 작품에는 프시케가 아름다운 날개를 가지고 있다.

psyche에서 유래된 용어로는 psychedelic(환각의, 환각제), psychiatry(정신과학), psychoanalysis(정신분석), psychology(심리학), psychosis(정신병), psychosomatic(정신 신체의) 등이 쓰이고 있다.

psychedelic은 그리스어 delos(눈에 보이는)와 형용사형/명사형 접미어 -ic 가 결합된 것으로 정신이 보인다는 뜻이며 환시幻視, 환청幻聽, 지나치게 생생한 지각知覺, 때로는 정신병자에 가까운 행동을 보이거나 이를 유발하는 약물을 말한다. psychiatry는 그리스어 iatreia(치료)와 행위를 나타내는 접미어 -y가 붙은 것이다. 이에 비해 psychology는 그리스어 logos(지식, 과학)와 -y가 붙은 것으로 16세기 이후부터 쓰였다. psychoanalysis는 ana-(-를 통하여)와 lysis(느슨하게 함)이 결합된 것으로 환자의 병적인 정신 상태가 생긴 기전을 찾아내기 위한 방법의 하나이다. 독일의 정신의학자 프로이트(S Freud)가 개발하였으며 환자의 과거 감정 경험과 정신 생활에 숨겨져 있는 사실을 유도해 냄으로 여러 가지 감정 이상 치료에 쓰인다.

psychosis는 병적 상태를 나타내는 접미어 -osis가 결합된 것이며 프로이트가 처음 소개한 용어이다. 그는 기질적基質的 이상은 없고 기능적 장애만 있는 정신 질환을 가리켰으나 현재는 생화학적 변동 등 기질적 장애로도 정신 질환이 나타난다고 알려져 있다. 로마 시대에는 모든 정신병을 dementia라고 하였으나 프로이트와 같은 시대 독일 정신과 의사인 크래펠린(E Kraepelin)은 정신병과 dementia를 구분하였다. dementia 치매癡呆는 마음(ment)이 정상에서 벗어난(de-) 상태라는 뜻이다. 17세기까지 정신이상자를 lunatic(라틴어 luna 달+ tic 형용사 내지 명사형 접미어)이라고도 하였고 현재에도 일반 용어 내지 속어로 쓰기도 한다. 이는 고대에 정신병이 달의 충격에 의한다고 믿었고 또 어떤 정신병은 달의 주기에 따라 나타난다고 하여 이름 붙여진 용어이다.

정신병과 정신신경증(psychoneurosis)의 차이는 정신병에서는 현실감을 모두 상실한 것이고, 정신신경증은 기능적 감정 장애로 불안, 행동이상을 보이지만 현실감은 가지고 있다.

그리스인들은 정신 psyche에 대비되는 용어로 soma를 사용하였다. soma는 원래 시체를 뜻하는 용어이었으나 후에 살아있거나 죽은 것이나 구분 없이 몸, 신체, 육체를 뜻하는 용어로 쓰이게 되었다. psychosomatic은 감정적, 심적心的 원인에 의하여 신체 증상이 나타나 있는 것을 말한다. 이 용어에서 접미어로 쓰이는 -some(입자로서의 세포체)이 유래되어 chromosome(염색체), lysosome(용해소체) 등이 쓰이고 있다.

특별한 이유 없이 갑작스런 극도의 공포와 불안 상태에 빠져 정상적인 기능을 할 수 없는 상태를 공황恐慌 panic이라고 하며 최근 우리나라에서 특히 연예인들이 공황 장애를 호소하는 사람을 많이 볼 수 있다. 이는 그리스 신화에 나오는 신의 이름 Pan에 형용사형/명사형 접미어 -ic가 붙은 것이다.

판(Pan)은 그리스 신화에서 숲, 들판, 짐승 떼를 다스리는 목신牧神이며 음악가이자 자연의 신이다. 이의 형상은 사람의 머리와 몸통을 가지고 있으며 염소의 다리, 뿔, 귀를 가지고 있다. 그는 변덕이 심하여 시골길을 다니는, 특히 밤에 거니는 사람들을 공격하고 엄청난 고함을 질러 공포를 조성하였다. 판이 공포의 상징으로 뜻하게 된 것은 그의 신비스럽고 엄청난 힘과 큰 소리를 비유한 데서이다. 판은 마라톤 지역에서 적들에게 이유 없는 심한 공포를 갖게 하여 아테네 사람들을 도와 승리하게 하였다. 한편 pan은 '전부, 전체, 모두'를 가리키는 용어로도 쓰인다.

정신병에서 나타나는 고착된 정신 장애 증상과 달리 비교적 짧은 기간 동안 나타나는 정신 장애로 섬망譫妄 delirium이 있다. 이는 고열, 의식 장애, 약물 중독 등이 있을 때 일시적으로 불안, 흥분, 환각, 착각, 망상 등이 나타나는 것을 특징으로 한다. delirium은 라틴어로 '정신착란, 미친 짓'이란 뜻이며 이는 '벗어나다, 떨어지다'라는 접두어 de-에 밭고랑, 길쭉한 홈이라는 뜻의 lira와 명사형 접미어 -ium이 합쳐진 것이다. 즉 이 용어는 원래 로마 시대 농부들이 소를 이용하여 밭갈이를 할 때 밭고랑을 똑바로 갈지 못하고 고랑으로부터 벗어나는 것을 가리켰다. 이를 비유하여 '정신이 나갔다(정신이 정상 상태에서 벗어났다)'라는 뜻으로 변천하여 쓰이고 있다. 철자가 비슷하나 완전히 다른 용어로 망상妄想 delusion이 있다. 이는 다른 사람으로 하여금 진실이 아닌 것을 진실인 것같이 믿게 하는 것으로 이성理性이나 증거에 의하여도 바로 잡을 수 없는 잘못된 확신 상태를 말한다. 이는 라틴어로 '속이다'라는 deludere에서 나왔다.

잠과 꿈, 그리고 가위눌림

잠에 관한 용어는 hypnos와 somnus 두 개를 사용한다. 둘 다 그리스 로마 신화에서 잠의 신 이름에서 유래된 것으로 힙노스(Hypnos)는 그리스의 신이며 솜누스(Somnus)는 이에 해당하는 로마 신이다.

힙노스는 밤의 여신 닉스(Nyx)의 아들이며 죽음의 신 타나토스(Thanatos)와는 쌍둥이 형제이다. 힙노스는 언제나 졸린 듯한 표정을 짓는 마음씨 착한 청년으로, 지친 인간에게 휴식을 주어 괴로움과 고민을 덜어 주는 존재이다. 그는 그가 가진 지팡이로 지친 인간의 이마를 건드리거나, 가지고 있는 날개로 바람을 일으키거나, 뿔에서 액체를 뿜어서 인간을 잠으로 유혹한다. 힙노스가 사는 지하 동굴은 침묵과 어둠의 그림자만 있으며 해가 뜨고 지는 것도 볼 수 없고 대문도 없어 문을 열 때 날 수 있는 삐걱거리는 소리도 들리지 않는다. 동굴의 입구에는 아편을 비롯하여 잠들게 하는 수많은 약초들이 자라고 있으며 망각의 강인 레테(Lethe) 강이 흐르고 있었다.

Hypnos에서 유래된 용어로는 수면제 hypnotics(-ics 물질), 최면催眠 hypnosis

(-sis 상태), hypnotism(-ism 학설, 행위) 등이 있다. 최면은 인위적으로 유발된 혼수상태 및 이로 인한 일련의 심리적 · 생리적 현상으로 스위스 의사 메스머(A. Mesmer)가 소개하여 mesmerism이라고도 하였다.

Somnus에서 유래된 용어로는 불면증 insomnia(in-없음, 부정 + -ia 상태), 몽유병 somnambulism(ambulare 걷다 + ism 상태), 졸림 somnolence(lentus 가득함 + -ce 상태) 등이 쓰이고 있다.

일반적인 잠과 달리 병적으로 깊은 잠에 빠진 상태, 혼미 상태를 sopor라고 한다. 이 상태는 잠에서 쉽게 깨어나지는 않지만 통증이나 강한 자극에는 반응한다.

힙노스는 꿈을 관장하는 세 아들을 두었다. 그 중 큰 아들 모르페우스(Morpheus)는 사람의 모습으로 꿈에 나타나며, 포베토르(Phobetor, 다른 이름으로는 이켈로스(Icelos))는 맹수나 새 또는 뱀의 모습으로 나타나서 악몽을 꾸고 놀라게 하고, 판타소스(Phantasos)는 생명이 없는 땅, 바위, 물, 나무 등으로 나타나서 초현실적이고 환상적인 꿈을 꾸게 한다.

모르페우스의 이름에서 아편으로부터 추출한 morphine(Morpheus + -in 물질)이 유래되었다.

꿈 중에 악몽 nightmare는 공포, 절망감, 위험, 극도의 슬픔 등이 나타나는 무서운 꿈을 말한다. 이는 노르웨이 신화에서 반신반인의 악마 마라(Mara)의 이름에서 유래되었다. 마라는 잠자는 사람의 목을 조이므로 죽음의 공포를 느끼게 한다고 하여 악몽이라는 뜻이 생겨났다. 우리말에 악몽을 꿀 때 가위눌린다고 하는 것과 같다. 마라는 남자 악마로 잠자는 여자에게 나타난다고 한다. mare 앞에 night가 붙은 것은 꿈이 밤에 잘 때 나타난다는 것을 강조하여 표현한 것이다. 일반영어로 mare는 암컷 말을 뜻하지만 nightmare는 암컷 말과는 아무런 관련이 없다. 로마인들에게도 마라와 비슷한 악마가 있었으며 이 역시 악몽의 뜻으로 쓰인다. 즉, 인쿠부스 incubus(라틴어 incubare 위에 눕다)는 잠자는 여자를 범하는 남자 악마이고, 수쿠부스 succubus(라틴어 succubare 아래에 눕다)는 잠자는 남자를 범하는 여자 악마이다.

6

의학의 역사에 얽힌 이야기

Language & Medicine

증기 기관이 각기병을 일으켰다?

생체가 자체적으로 생성하지는 못하지만 생명에 필수적인 유기 화합물을 비타민이라고 한다. 1912년 폴란드 과학자 펑크(C Funk)는 비타민을 각기병脚氣病과 기타 영양 결핍증을 예방하는 생명에 필수적인 아민(amine)이라고 생각하여 생명을 뜻하는 vital에 amine을 붙여 vitamine이라고 하였다. 그 후 연구 결과 amine이 아닌 물질도 생명에 필수 성분인 것이 밝혀져 끝의 e를 빼고 vitamin 이라고 이름을 고쳤다.

비타민 결핍증과 치료에 대하여 고대 이집트 사람들은 생선 중 대구의 간이 야맹증에 효과가 있음을 기록하였으며, 1749년 스코틀랜드 해군 군의관 린드(J Lind)는 괴혈병에 감귤류가 효과가 있음을 보고하였다.

각기병을 가리키는 beriberi는 스리랑카어로 '약하다'는 beri를 두 번 반복한 것으로 '매우 약하다'는 것을 뜻한다. 비타민 B1 결핍으로 인하여 생기는 각기병은 다리가 붓고, 다발성多發性 신경염, 심장병 등을 특징으로 한다. 쌀을 주식으로 하는 동남아에서 증기 기관이 발명되기 전에는 영양 공급이 충분하지 않았던

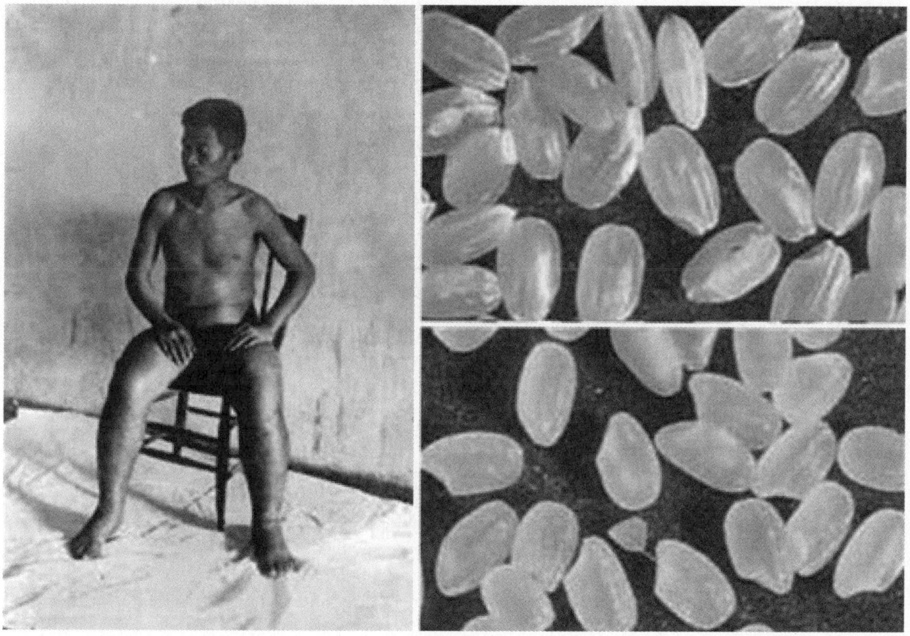

그림 36
비타민 B1 결핍에 의한 각기병(왼쪽). 다리가 붓고 다발성 신경염 등이 생긴다. 산업 혁명 전 물레방아 등으로는 현미 정도까지만 도정할 수 있었으나 증기 기관이 발명되고 부터는 백미 가공이 가능해 져서 예기치 않게 각기병이 상류층에서 나타나기 시작하였다. 현미(오른쪽 위)에는 껍질부분의 섬유소와 씨눈이 남아 있으나 백미(오른쪽 아래)에는 이들이 모두 베껴져 비타민 등의 결핍이 유발된다.

일부 하류층에서 볼 수 있었고 군대에서도 사병들에서만 이 병이 나타날 뿐 흔하게는 볼 수 없었다. 그러나 18세기 후반에 산업 혁명 후 증기 기관이 발명되고 나서는 오히려 부유층에서 각기병이 유행병으로 나타나기 시작하였다. 쌀을 얻기 위해서는 벼를 여러 번 깎아 내야(도정搗精)하는데, 사람의 힘을 이용한 옛날식 디딜방아나 물레방아로는 현미玄米 정도로만 도정하였다. 현미는 쌀의 표면이 거칠어 맛이 좋지는 않았지만 벼의 씨눈 등 여러 가지 영양분이 그대로 남아있다. 그러나 증기 기관이 발명되고 이를 이용한 강력한 방아가 도입되면서 벼의 껍질을 더 많이 깎아낼 수 있어 현미보다 맛있는 백미를 만들 수 있게 되었다. 그러나 지나치게 도정한 백미에는 비타민 등 표면에 함유되어 있던 부분까지 다 벗겨나가게 되었고 이로 인하여 비타민 결핍증이 급격히 증가했었던 것이다. 요즘 우리나라에서도 맛있는 백미보다는 맛이 좀 없고 거칠더라도 섬유질과 비타민 등이 풍부하여 건강에 좋은 현미를 많이 찾고 있는 것은 좋은 현상으로 생각된다.

괴혈병(scurvy)은 우리 몸의 결합 조직을 구성하는 아교질(collagen)의 합성이 정상적으로 되지 않아 우리 몸의 어느 부분에서라도 증상이 일어날 수 있다. 괴혈병은 비타민 C 부족이 3개월 이상 지속되면 증상이 나타나게 있는데 출혈, 전신 권태감, 피로, 식욕부진 등이 나타나며 피부가 건조해져 거칠어지다가 결국 피하 출혈이 나타난다. 특히 압력을 받는 잇몸, 근육, 골막과 피하 점막이 약해지면서 피가 나와 그 부위가 몹시 아프며, 혈뇨와 혈변이 생길 수도 있다.

괴혈병과 음식 섭취 사이에 관련성이 있으리라는 것은 고대부터 추측하고 있었다. 특히 3개월 이상 장기간 항해하는 선원이나 해군 병사들에서 괴혈병은 흔히 볼 수 있었다. 그러나 괴혈병의 치료법은 16세기에 들어서 프랑스 탐험가인 카르티에(J Cartier)가 카나다 인디안으로부터 전나무 잎 추출액이 효과가 있다는 것을 듣고 처음으로 알게 되었다. 그 후 린드는 항해 중 괴혈병에 걸린 병사들에게 사과술, 식초, 바닷물, 하제下劑, 오렌지, 레몬 중 하나를 먹게 하였다. 그랬더니 6일째에 감귤 과일을 먹은 병사만 기적적으로 회복되었다. 이로써 감귤 과일에 항괴혈병 물질이 있음을 알게 되었다. 린드의 이 실험은 비록 이중 맹검(double blind test)이나 엄격한 무작위 시험은 아니었지만 최초의 대조군이 있는 임상 시험이었던 것이다. 즉, 현대 임상 약리학의 시초인 셈이다. 비타민 C, 즉 ascorbic acid는 독일어로 괴혈병을 가리키는 Scorbutus에 '대항하다'는 뜻의 접두어 a-를 붙여서 만든 것이다.

왜 의사는 박사(doctor)일까? 이발사와 외과 의사 그리고 거머리

doctor는 중세 유럽부터 사용된 용어로 가르치는 사람을 뜻하며 라틴어 docere(가르치다)와 사람을 뜻하는 접미어 -tor가 합하여진 용어이다. 이 용어는 학식이 높은 사람에게 붙이는 존칭이었으나 차차 최고의 학술 학위 명칭으로 쓰이게 되었다. 의사를 doctor로 부르게 된 것은 일반인들이 흔히 만나는 사람 중에 의사가 가장 많은 지식을 가지고 있기 때문이라고 한다.

의사는 치료 행위를 할 수 있는 자격, 즉 면허(licence, license)를 받아야 한다. 이는 라틴어 licere(허용되다, 허가되다, 합법적이다)에서 나온 명사형 licentia(면허, 자유, 허용, 권리)로부터 프랑스어 licence가 된 것이다. 원래 licentia는 '수도사가 고해告解를 들을 수 있는 허가', 즉 고해성사를 받을 수 있는 자격증을 뜻하는 데 쓰였으며 그 후 대학에서 교수직을 수행할 수 있는 자격이라는 뜻으로 확대되었다. 현재는 정부 당국 또는 기관이 어떤 업무 또는 직업에 종사하고 수행할 수 있도록 하는 공식적인 허가라는 뜻으로 폭 넓게 쓰인다.

외과를 가리키는 surgery는 그리스어 'cheir(손)+ergon(일, 일자리)'의 합성어

cheirourgia(손으로 일하는 것, 수공예 작업)가 라틴어 chirurgia, 옛 프랑스어 surgerie를 거쳐 영어로 된 것이다. 이의 어원으로 볼 때 외과의 초기 개념은 신체 외부의 질병을 손으로 조작하여 치료한다는 것이었다. 영어에 surgeon이 쓰인 것은 14세기부터였으며 외과가 독립될 때까지는 이발사와 외과 의사의 구분이 없었다.

수도사修道士는 교회 법령에 따라 수염을 기를 수 없었다. 이에 따라 수도사의 수염(barba)을 깎는 사람 barba-r가 생겨났으며 이들 이발사는 면도뿐 아니라 내과 및 외과 치료를 할 수 있도록 허가받았다. 치료 영역에서 이들은 주로 피를 흘리게 하여 치료하는 사혈瀉血(blood letting) 치료를 담당하였으며 이발사-외과 의사(barber-surgeon)라고 불렸다. 그러나 치료 행위를 하는 데 있어 이발사와 외과 의사 사이에 갈등이 있자 프랑스에서는 이발사에게 짧은 가운을, 외과 의사에게 긴 가운을 입혀 구분하였다. 프랑스 왕 샤를 5세(Charles V)와 영국 왕 조지 2세(George II)는 각각 1372년과 1745년에 이발사와 외과 의사의 직종을 분리하였다.

이발소의 상징인 기둥 간판은 흰색과 붉은색(때로는 파란색도 더 있음)은 사혈할 때 팔을 묶는 붕대와 피의 색깔을 뜻한다고 한다. 다른 유래로는 붉은색은 동맥, 파란색은 정맥, 흰색은 붕대라고 한다. 또 기둥은 사혈이나 치료에 환자가 고통을 견디기 위해 잡는 막대기를, 그리고 기둥의 위와 아래에 있는 둥근 모양은 사혈 때 피를 받아 모으는 대야를 상징한다.

고대 그리스에서는 질병의 원인이 체액 균형 이상에 의한다고 생각하고 수천 년 동안 사혈을 하나의 치료 방법으로 사용하였으며 히포크라테스는 거머리를 이용한 사혈법을 사용하였다. 거머리 leech는 옛 앵글로색슨어 laece에서 유래되었으며 거머리가 치료 효과를 나타낸다고 하여 의사, 치료자를 뜻하는 용어로 쓰였다. 이는 의사가 치료목적으로 거머리를 사용하였기에 거머리를 leech로 이름붙인 것이며, 거머리가 치료자 역할을 한다고 해서 의사에게 leech라는 이름을 붙인 것은 아니다.

영국에서는 의과 대학을 졸업하면 MB-ChB(내과-외과 학사, Medicinae Baccalaureus-Chirurgiae Baccalaureus)(영어로는 MB-BS, Bachelor of Medicine-Bachelor of Surgery) 학위를 받고 M.D. 학위는 MB-ChB 학위를 받은 다음 연구 논문을 제출하여 통과되어야만 받게 된다. 미국에서는 대부분 4년제 일반 대학 학부를 졸업하고 나서 다시 4년제 의학대학원(medical school)에 입학하므로 졸업하면 M.D.(Doctor of Medicine)를 바로 받는다. 그러나 국제적으로는 의학사로 의사가 되었더라도 타이틀에 M.D.로 통용하여 쓰고 있다.

영국에서는 외과 전문의 자격을 얻으면 그때부터는 다른 전문 과목과 달리 Dr.라고 부르지 않고 Mister(Mr.)라고 부르며 이는 하나의 권위로 상징된다.

'이것은 사기가 아닙니다', 통증 없는 상태에서 수술을 시행하다

마취 anesthesia는 그리스어로 '없다'라는 뜻의 접두어 an-과 감각, 느낌이라는 aisthesis 그리고 상태를 나타내는 접미어 -ia가 합쳐진 것으로 감각이 없는 상태를 말한다. 마취는 의식이 있는 국소 마취와 의식까지 없는 전신 마취로 구분된다. 기원전 5세기 헤로도토스(Herodotos)는 대마초를 태운 연기를 흡입시켜 나타나는 효과를 표현하는 데 이 단어를 사용하였다. 그러나 현대적 의미의 마취에 이 용어를 처음 사용한 사람은 미국의 의사이자 시인인 홈즈(OW Holmes Sr)이다.

전신 마취 방법이 알려지기 전인 1830년대 까지 수술실은 백정들이 가축을 잡는 도살장과 비교될 정도로 살벌했으며 수술 받는 환자의 감정 따위는 아예 안중에 없을 정도이었다. 물론 소독의 개념조차 없어 위생이란 아예 찾아 볼 수 없었다. 심지어 외과 의사들의 가운은 수술실에서 묻은 환자의 피와 오염물로 온갖 냄새가 났으며 그 지저분하고 세탁하지 않은 가운을 자신의 수많은 수술 경험을 나타내는 징표로 여길 정도이었다. 당시에는 수술 환자를 수술대 위에 눕힌 다음 힘센 장사 3~4명이 강제로 붙들고 있으면 외과 의사가 조수들로 하여

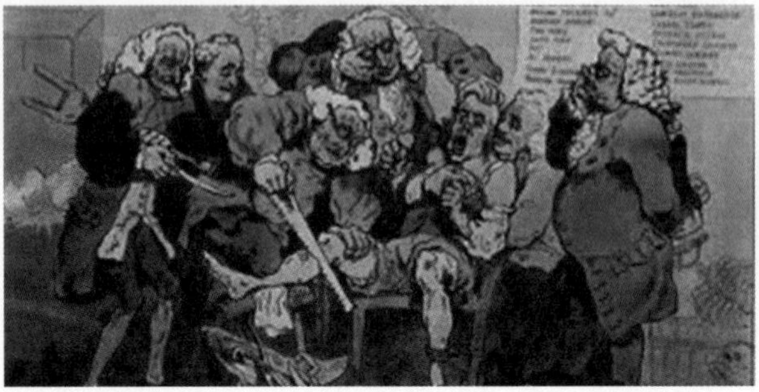

그림 37
전신 마취가 시행되기 이전의 수술 장면을 풍자한 그림. 의식이 있는 상태에서 힘센 사람 3~4명이 환자를 움직이지 못하게 한 상태에서 다리 절단수술을 하고 있다.

금 수술 기구를 들고 있게 하고 대담하고 재빠른 솜씨로 최대한 빨리 수술을 하였다. 팔다리 절단 수술을 하고나면 불에 달군 인두로 상처 부위를 그냥 지져서 출혈을 멎게 하였다. 이때 환자가 고통이 심하여 소리 지르고 움직이면 오히려 수술을 방해한다고 화를 내었다는 것이다. 따라서 당시에는 팔다리 절단 수술을 잘한다는 것의 기준은 얼마나 빨리 수술을 끝내느냐이지 얼마나 수술을 정교하게 하느냐가 아니었다. 이 같은 험악한 수술실 환경은 1840년대 전신 마취가 발견되고 나서야 사라지게 되었다.

전신 마취제가 나오기 전까지 수술실에서 통증을 없애기 위하여 가장 오랫동안 사용한 약물은 인도 대마초(마리화나)였으며 그 외 만드레이크(mandrake), 알코올 등도 사용하였다. 물리적인 방법으로는 솜뭉치로 감싼 방망이로 머리를 쳐서 일시적으로 기절시킨다든지 수술 부위 주변 혈관을 압박하여 신경 감각을 없애거나 경동맥을 압박하여 정신을 잃게도 하였다.

흡입 가스를 사용하여 처음으로 통증을 없앤 사람은 1800년 영국 화학자 데이비(H Davy)이다. 그는 아산화질소(nitrous oxide: 이것을 흡입하면 웃는 얼굴 표정을 보인다고 하여 '웃음가스 laughing gas'라고도 한다)를 자신이 직접 흡입하여 치통이 없어짐을 관찰하였다. 그 후 1830년대에 파라데이(Faraday)는 에테르(ether)가 아산화질소와 비슷한 통증을 없애는 작용이 있음을 경험하였다. 그러나 두 사람 모두 이를 전신 마취에 이용할 생각은 하지 않았고 일반인들은 이를 흡입하면서 정신이 몽롱해지는 상태를 즐기는 에테르 놀이(ether frolics)를 하는 데 사용하였다.

ether는 '순수한 공기, 상층의 공기, 하늘'을 뜻하는 그리스어 aither, 라틴어 aether에서 유래되었으며 이는 '빛을 내다, 불이 켜지다(붙다)'라는 aitho와 연관 있다. 마취용 에테르는 두 개의 알코올 분자로부터 탈수하여 만들어진 diethyl ether이며 무색, 투명한 휘발성 액체로서 특유의 냄새를 가지며 불이 잘 붙는다. ether라는 이름은 이 물질의 마취 작용이 알려지기 이전에 가볍고 색깔이 없다고 하여 프로베니우스(Frobenius)가 붙였다.

1842년은 마취가 처음 시도된 역사적인 해이다. 의사이자 약사인 롱(CW Long)은 의과대학생 시절에 에테르를 흡입하고 놀이를 하던 중 한 참가자가 넘어져 멍이 들었는데도 나중에 아무것도 기억하지 못함을 관찰하였다. 롱은 에테르를 흡입시켜 통증이 없는 상태에서 한 환자의 목에 난 종양을 제거하는 데 성공하였고 그 후 다리 절단에도 응용하였다. 그러나 불행하게도 그는 이런 위대한 발견을 하였음에도 이를 출판하지 않아 전신 마취 역사에서 아무런 평가도 받지 못했다.

현대 마취는 치과 의사 웰스(H Wells)와 그의 조수이었던 모턴(WTG Morton : 모턴은 치과대학 중퇴 후 하바드 의과대학에 진학하였으나 역시 중퇴하였다.) 두 사람에 의해 확립되었다.

웰스는 통증 없이 이를 뽑는 방법에 대하여 고민하던 중 떠돌이 곡마단원이 아산화질소 흡입 쇼를 하는 것을 보았다. 웰스는 한 참가자가 가스 흡입 후 의자에 부딪쳐 다쳤는데도 통증을 호소하지 않는 것을 관찰하였다. 이튿날 그는 자신이 직접 아산화질소를 흡입해보고 난 다음 동료 치과 의사로 하여금 자신의 아픈 어금니를 뽑도록 하였는데 자신은 통증을 느끼지 못했다. 통증 없이 이를 뽑는 데 성공하자 그는 "이제 이를 뽑는 데 새로운 시대가 열렸다."라고 외쳤다. 추가로 몇 차례의 시도를 성공적으로 마친 웰스는 자신감을 갖고 자신의 조수 모턴을 데리고 1845년 1월 보스턴의 매사추세츠 종합 병원에서 공개적으로 증명해 보이기로 하였다. 그러나 마취 가스 투여 실수로 환자가 일찍 깨어나 소리 지르는 바람에 그만 실패하고 말았고 그는 사기꾼이라는 소리를 들어야만 했다. 이에 심히 실망한 웰스는 결국 1848년 정신병으로 사망하였다.

보스턴에서 웰스가 공개 실연에서 실패하자 모턴은 아산화질소 대신 화학자 잭슨(CT Jackson)으로부터 에테르에 마취 효과가 있다는 것을 배우고 이를 이용하여 마취를 시도하였다. 동물 실험을 거치고 자신이 직접 흡입하여 효과를 확인 한 다음 이를 뽑는 데에도 응용하여 성공을 거두었다. 그는 이를 2년 전 웰스가 실패한 매사추세츠 종합 병원에서 공개 증명하기로 하였다. 그러나 외과 교수 워렌(JC Warren)은 의과대학 2학년 학생의 제안을 그리 탐탁하게 보지는 않았지만 마취를 하도록 승낙하였다. 1846년 10월 16일 마침내 워렌은 종양이 있는 환자 아보트(G Abbott)를 선택하고 환자에게 전신 마취 시험 대상에 응한다는 동의서를 받았다. 물론 만약의 경우를 대비하여 힘센 사람 몇 명도 대기하였다. 그러나 모턴이 예정 시간보다 조금 늦어지자 워렌은 평소처럼 수술하려고 하였고 이 광경을 보려 모여든 많은 사람들은 모두 모턴에게 야유를 할 상황이었다. 모턴은 에테르 흡입 기구를 보완하느라 늦었다고 사과했다. 워렌은 그에게 "자, 선생님, 당신의 환자가 준비되었습니다."라고 못마땅한 말투로 이야기하고 모턴에게 마취하도록 하였다. 모턴은 환자에게 에테르를 흡입시키자 몇 분만에 마취되었고 이어 모턴은 워렌에게 자기가 들었던 말 그대로 "워렌 박사님, 당신의 환자가 준비되었습니다."라고 하였다. 워렌의 집도로 환자는 통증을 전혀 느끼지 않은 상태로 수술을 마쳤다. 마취가 실패할 것이라는 생각으로 보고 있던 사람들은 물론 수술을 집도했던 워렌은 놀라움을 금치 못하였다.

워렌은 수술을 마치자 말자 모여든 참관인들을 향해 "신사 여러분, 이것은 사기가 아닙니다(Gentlemen, this is no humbug.)."라고 외쳤다. 인류에게 통증 없이 수술을 시행하는 새로운 시대가 열린 것이다.

당시 전신 마취를 처음 시행하여 수술했던 수술실은 '에테르 방(Ether Dome)'으로 이름 붙여져 하바드 대학교 매사추세츠 종합 병원에 보존되어있다.

모턴의 묘비에는 "마취 흡입의 발명가이자 창시자, 그로 인해 수술 시 통증은

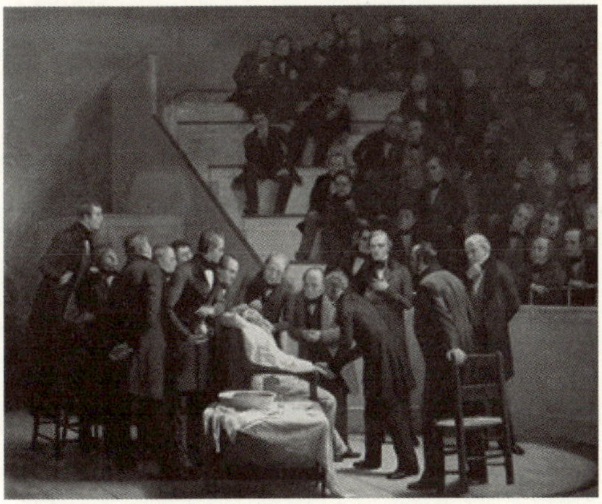

그림 38
모턴(맨앞 왼쪽, 에테르를 흡입시키는 기구 병을 들고 있다)이 마취를 시행한 다음 워렌(한가운데)이 환자 아보트의 목에 있는 종양을 수술하는 모습. 이 당시만 해도 소독의 개념도 없었기에 외과 의사는 물론 참관하는 사람들도 평상복을 입고 있다.

없어졌다; 그가 있기 전에는 수술이란 처절한 고통이었으며 그가 있었기에 과학이 통증을 지배하게 되었다."라고 씌어 있다. 한편 불행히 생애를 마친 웰스에게 미국 치과 의사 협회는 사후에 '현대 마취의 발견자'라는 명예를 주었으며 미국 의사 협회도 그의 업적을 인정하였다.

무통 분만은 하나님의 뜻을 거역하는 것이다?

1846년 미국에서 전신 마취가 성공하자 영국에서도 에테르를 이용하여 짧은 시간에 끝낼 수 있는 여러 수술에 이용하였다. 1847년 1월 영국 에든버러 의과대학의 산부인과 의사 심슨(AR Simpson)은 에테르를 이용하여 통증 없는 분만에 성공하였다. 그는 이를 대대적으로 홍보하였고 한편으로는 에테르의 단점, 특히 작용 시간이 짧은 것을 보완하기 위하여 대체 물질을 찾으려고 하였다. 그는 그의 조수 2명과 함께 수많은 물질을 자신의 집 거실에서 한밤중에 흡입하면서 실험하였으며 때로는 위험한 상태에 빠지기도 하였다. 그러던 중 그해 클로로폼을 흡입하고 한참 후 깨어나자 심슨과 동료들은 이것이 에테르보다 훨씬 강하고 좋은 마취 효과를 나타내었다고 하였다.

클로로폼(chloroform)은 chlorine과 formyl의 합성어이다. chlorine은 그리스어로 초록색을 뜻하는 chloros와 화합물을 가리키는 접미어 -ine이 결합된 것이며, formyl은 formic acid(개미산, formica는 라틴어로 '개미'를 말한다)이다. 클로로포름은 무색, 투명한 무거운 액체로 단맛이 있다.

클로로폼의 효과를 확신한 심슨은 클로로폼을 많은 수술 환자와 산모에게 투여하였고 아무런 문제도 없었다고 발표하였다. 심슨은 클로로폼이 다루기 쉽고 효과가 강하며 흡입하기 쉬울 뿐 아니라 마취의 깊이를 조절하기도 쉽다고 하였다. 클로로폼에 대한 그의 열정은 마침내 모든 사람들에게 각인되어 마치 에테르라는 마취제는 존재하지도 않고 클로로폼만이 유일하고 효과적인 마취제인 것처럼 인식되어갔다. 그러나 클로로폼 마취에 대한 그의 지나친 열정과 독선적인 행동은 많은 이들의 반발을 사게 되었다. 이로 인하여 그는 의학적으로 그리고 종교적으로 기존의 원칙과 신념에 어긋난다는 반대와 공격에 시달렸다.

의학적으로 제기된 것 중 가장 큰 문제는 확실한 학문적 바탕 없이 마취 상태에서 수술한다는 것은 수술 후 사망률을 높일 수 있다는 것이었다. 그러나 심슨은 영국의 50여개 병원으로부터 마취를 하고 수술한 경우와 마취를 하지 않고 수술한 경우의 사망률 통계 자료를 받아 이를 비교하여 반박하였다. 당시에 다리 절단 수술은 환자나 의사가 모두 가장 두려워하던 것이었으며 사망률은 병원 또는 종합적인 통계에 따라 36~62%나 되었다. 그러나 마취 후 수술한 경우 사망률은 25%로 적었다는 자료를 제시하였다. 당시 그의 마취 후 수술 통계는 145명의 자료로 많지 않았지만 그는 앞으로 마취 유무에 따른 사망률 차이는 더 커질 것이라고 확신하였다. 그 외 마취를 하면 출혈이 많다느니 경련 발작이 나타나고 폐렴, 감염, 정신 질환까지 나타난다는 등으로 근거 없이 공격하였다. 그러나 무엇보다 의학적으로 가장 공격이 심했던 부분은 분만에서 마취를 이용한다는 것이었다. 그들은 출산 시 고통은 바람직하며 신성하고 생명력을 보존하는 것이며 분만 시 심한 고통은 조직에 손상을 주지 않으며 마취는 오히려 위험성을 높인다고 하였다. 심슨은 이에 대하여 마취가 위험을 초래할 수 있으나 그 비율은 마취를 하지 않았을 때의 위험성에 비하여 매우 미미하다고 하였다. 통증 자체는 위험하고 수술대에서 사망은 주로 쇼크로 인한 것이어서 클로로폼은 수많은 생명을 구했다고 반박하였다. "물론 에테르나 클로로폼을 잘못 쓰면 위험할 수 있으며 이는 아편이나 다른 강력한 치료제에서 흔히 볼 수 있는 현상이 아닌가? 심지어 찬물을 마시고도 사망한 경우도 있는데 그렇다면 목이 말라도 찬물을 마시지 못하게 하는 게 맞는 것인가? 또 현재 마취제에 대하여 필요 이상으로 지나친 두려움 갖고 있지만 차츰 경험이 쌓이게 되면 그런 걱정은 없어질 것이며 이런 것은 의학은 물론 일상생활에서도 새로운 것이 처음 나올 때마다 언제나 있어 온 것 아닌가? 에든버러에서 런던까지 갈 때 걸어서 12~14일 걸리고 중간에 탈진하여 죽기도 하였지만 지금은 우편마차를 타면 2박 3일 만에 갈 수 있는데도 마차를 두고 걸어갈 것인가? 출혈이 있을 때 혈관을 묶는 방법이 소개되었을 때도 반대가 심했지만 현재 누가 옛날같이 그 부위를 불에 달군 인두로 지질 것인가? 제너(E Jenner)가 천연두 예방 주사를 소개했을 때도 마찬가지가 아니었냐?"라고 반박하였다. 이 같은 적극적인 설득으로 의학계의 반발은 수그러들게 되었다.

그러나 의학계와는 달리 무통 분만에 관한 종교계의 반대는 단순히 통계 자료로 해결할 수 있는 것이 아니었다. 종교계는 성경(창세기 3:16)에 기록된 "또 여자에게 이르시되 내가 네게 임신하는 고통(sorrow)을 크게 더하리니 네가 수고(in sorrow)하고 자식을 낳을 것이며 너는 남편을 원하고 남편은 너를 다스릴 것이니라 하시고"를 인용하면서 하나님이 선악과를 따먹은 죄에 대해 여인에게 준

벌을 인간이 없애는 것은 하나님의 뜻을 거역한다는 것이었다. 그러나 그는 "아담에게 이르시되 네가 네 아내의 말을 듣고 내가 네게 먹지 말라 한 나무의 열매를 먹었은즉 땅은 너로 말미암아 저주를 받고 너는 네 평생에 수고(in sorrow)하여야 그 소산所產을 먹으리라(창세기 3:17)."를 인용해서 sorrow가 고통만이 아니고 '노력, 수고'의 뜻이 같이 있다고 하였다. 또 "네가 흙으로 돌아갈 때까지 얼굴에 땀을 흘려야 먹을 것을 먹으리니(창세기 3:19)"라고 하였다고 남자가 농사를 지을 때 말이나 소를 이용한다거나, 물레방아나 증기 기관을 이용하여 땀 흘리지 않고 밀을 빻는 것 역시 하나님의 뜻을 거역하는 거냐고 항변하였다.

나아가 그는 마취라는 것은 '깊게 잠드는 것, 즉 혼수 상태, 무감각 상태'이며 "여호와 하나님이 아담을 깊이 잠들게 하시니 잠들매 그가 그 갈빗대 하나를 취하고 살로 대신 채우시고(창세기 2:21)"에서 보는 것과 같이 마취는 하나님이 맨 먼저 시행하신 것이라고 주장하였다. 이로서 종교계와의 갈등은 끝이 났다. 결정적으로 1853년 빅토리아 여왕이 레오폴드 왕자를 분만할 때 클로로폼으로 마취하였다는 발표는 그에게 힘을 실어 주고 합법성을 인정받게 하여 더 이상 무통 분만에 관한 논쟁을 끝내게 하였다.

그러나 클로로폼은 치명적인 간 독성 때문에 더 이상 쓰이지 않는다.

7 잘못 알려진 이야기

Language & Medicine

기독교인은 멍청하다?
크레틴병과 기독교인

갑상샘(갑상선)을 가리키는 thyroid는 그리스어 thyreos(직사각형 모양의 방패)와 eidos(비슷하다는 접미어)로부터 만들어진 것이다. 그러나 갑상샘 자체는 방패나 방패 모양과는 상관이 없다. 다만 갑상선이 방패 모양을 가진 연골(thyroid cartilage)위에 위치하고 있어 붙여진 이름이다. 원래 thyreos는 문이 열리지 않게 문 앞에 놓는 큰 돌을 뜻하는 단어이었으나 그 후 사각형 방패의 윗부분에 턱을 위한 홈이 파여진 것을 가리키는 용어로 쓰이게 되었다. 처음에는 laryngeal gland라고 불렀으나 1646년 와톤(Wharton)이 thyroid gland라고 이름 붙였다.

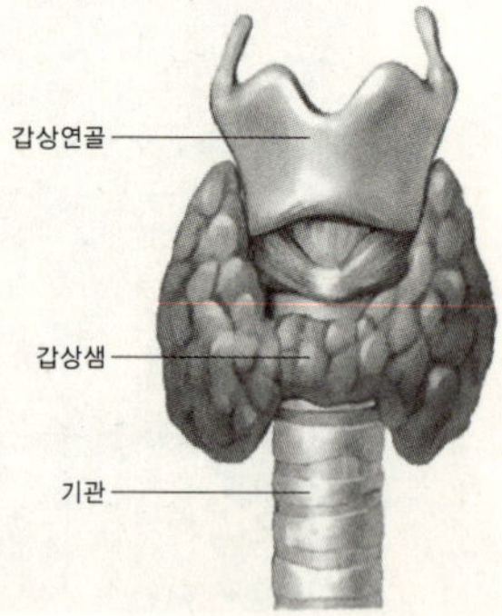

그림 39
갑상연골은 턱을 위한 홈이 파진 방패의 모양과 비슷하여 붙여진 이름이며 갑상샘은 갑상연골 위에 위치하고 있어 붙여진 이름이다.

선천성 갑상선 기능 저하로 육체적 발달 장애, 정신적 발달 장애를 나타내는 만성 질환 또는 그 환자를 크레틴병(cretinism), 크레틴병 환자(cretin)라고 한다. 프랑스어로 cretin은 사람, 인간을 뜻하며 라틴어로 christianus는 기독교인을 뜻한다. 라틴어 계통의 언어(스페인어, 프랑스어, 이탈리아어 등)에서 Christian에 해당하는 단어는 인간(human being)을 뜻하나 측은한 사람을 뜻하는 완곡한 표현으로도 쓰인다. 하지만 이는 미개한 인간으로 짐승보다 크게 나을 것이 없다는 경멸하는 말로도 쓰였다.

크레틴병(환자)의 유래는 다음과 같다. 그리스도의 신성神性을 부인하는 아리우스 종파(Arianism) 신자들이 프랑스에서 이단으로 쫓겨나 멀리 피레네 산맥의 골짜기에 살게 되었다. 이들 기독교인은 오랫동안 영양실조, 특히 바다와 먼 산속에 살면서 요드(iodine) 결핍 상태가 되었다. 이들 부모에게서 태어난 아이들이 육체적으로나 지적으로 발달 장애를 보였으며 이들을 가리키는 데에 기독교인을 경멸하는 용어로 chretien을 사용하였다. 갑상선 기능 저하 부모와 크레틴병 아이와의 관계는 스위스 의사이자 약리학자인 파라켈수스(Paracelsus)가 처음 지적하였으며 회퍼(W Hoefer)가 크레틴병에 관하여 기술하였다.

갑상선 기능 저하 때 점액이 비정상적으로 침착하여 피부나 다른 조직이 부어오른 상태(종창腫脹)를 myxedema라고 한다. 이는 그리스어 myxa(점액, 원래는 코의 분비물)와 oidema(부어 있는 상태; 부종浮腫)이 합해진 용어이다. 영국 의사 걸(W Gull)은 갑상선 기능저하 환자에서 피하 조직의 종창을 처음 기술하였고 영국 외과 의사 오드(W Ord)가 처음 사용하였다.

갑상선 비대로서 목 앞부분의 종창을 초래하는 것이 goiter(갑상선종)이다. 이탈리아 해부학자이자 외과 의사인 파브리지오(Ge Fabrizio)는 갑상선이 눈에 띌 만큼 커진 것을 gutterosi라고 하였으며 이는 라틴어 guttur(목구멍, 식도, 목, 흠통)에서 따왔다. 18~19세기에 갑상선 비대와 대사항진과의 관계가 밝혀지기 시작하여 패리(Parry)병, 그레이브스(Graves)병, 바세도(Basedow)병 등으로 불리었다.

사람을 낮추어보는 용어로는 idiot, laity 또 mongolism 등이 있다. idiot는 그리스어 idiotes에서 나온 말로 '백치白痴'라는 뜻으로 쓰이고 있다. 그러나 idiot의 원래 뜻은 '공직을 갖지 않은 사람, 평민'을 지칭하는 말이었다. 옛 그리스에서 공직을 가진 사람은 지적知的 수준이 높은 사람이라는 개념에 대비하여 사회생활을 하지 않고 공직이 없는 평민은 지적 수준이 낮다고 깔보는 뜻에서 쓰이게 된 것이다. '문외한門外漢, 평신도平信徒, 속인俗人'의 뜻으로 쓰이는 laity는 그리스어 laos에서 유래된 것으로 '일반적인 세상 사람들'을 가리키는 말이었다. 이는 원래 성직자와 구분하는 용어로 쓰였다. 그러나 현재는 전문가 집단이 아닌 사람들로 확대되어 '어떤 일에 전문적인 지식이 없는 사람'을 가리키는 문외한이라는 뜻으로 많이 쓰인다.

몽골리즘, 몽골증은 영국의사 다운(JLH Down)이 지적 수준이 낮은 사람들을 인종별 생김새에 따라 코카시아, 에치오피아, 몽골, 말레이 백치로 구분한 데서 유래되었으며 서양인의 입장에서 편견이 들어있는 용어이다. 현재는 몽골증(mongolism)이 유전 질환으로 밝혀져 있다. 즉, 21번 염색체가 정상인보다 1개 더 많아 3개이고 지능이 낮으며 키가 작고 얼굴이 납작한 특징을 가지고 있다. 따라서 더 이상 몽골증으로는 잘 쓰지 않고 21 세염색체증(trisomy 21) 또는 다운증후군(Down syndrome)으로 주로 쓰고 있다.

황달, 간경화, 웅담熊膽, 그리고 콜레라

황달을 가리키는 용어로 jaundice와 icterus가 있다. jaundice는 단순히 노랑이라는 프랑스어의 jaunisse(황달), jaune(노랑)에서 나온 용어이다. 그러나 icterus는 그리스어로 꾀꼬리를 뜻하며 이는 꾀꼬리의 깃털이 황금빛 노란 색인 것과 관련이 있다고 한다. 다른 풀이로는 황달 환자가 새를 쳐다보면 그 병이 새한테 옮아가서 환자는 살고 새가 죽는다는 당시 속설에 기인하여 황달을 icterus라고 한다고 한다. 한때 황달은 '왕의 병(morbus regius)라고 하였으며 이는 왕의 손길이 닿으면 황달병이 낫는다는 믿음에서 비롯되었다.

jaundice는 옹졸한 생각, 질투, 편견이라는 뜻으로도 쓰이며 '편견을 가진'의 뜻으로 jaundiced eye(view)라고 표현한다. 이는 황달이 있는 사람은 입맛이 없고 구역이 나기도 하고 활동이 둔한 임상증세와 연관하여 편견을 가지고 입맛이나 상대에 대한 호감 정도를 나타내는 것을 비유한다.

황달을 일으키는 간경화증(liver cirrhosis)에서 cirrhosis은 그리스어로 황갈색을 뜻하는 kirrhos에 병적 상태를 나타내는 접미어 -osis가 붙은 것이다. 이 용어는 청진기를 발명한 프랑스 의사 래넥(Laënnec)이 알코올 중독자의 간이 비정상적인 황갈색을 띠고 있어 이를 표현하기 위하여 사용한 것이다. 즉, 이 용어는 간경화의 특징인 섬유화와는 아무런 관계가 없으며 '굳어진다'를 뜻하는 용어 sclerosis나 scirrhosis와도 상관이 없다. 또한 cirrhosis는 간에만 있고 다른 장기에는 없으므로 굳이 liver cirrhosis로 쓰는 것은 의미가 없고 그냥 cirrhosis로 쓰더라도 문제가 없다.

간에서 분비되는 담즙에 포함된 담즙산은 종種에 따라 차이가 있으며 사람의 경우 콜린산(cholic acid)과 데옥시콜린산(deoxycholic acid)이 많다. 그러나 우리나라와 중국에서 귀한 약재로 취급받는 곰의 쓸개 즉 웅담熊膽의 주성분은 우르소데옥시콜린산(ursodeoxycholic acid)이며 현재는 이를 합성하여 쓰고 있다. 이는 라틴어의 곰을 뜻하는 ursus와 담즙산이 합해져서 만들어진 용어이다. 우르소데옥시콜린산과 거위 담즙의 주성분인 케노데옥시콜린산(chenodeoxycholic acid(그리스어 khen 거위))는 내과적으로 콜레스테롤 담석을 녹이는 데 쓰인다.

과거 인류의 큰 재앙이었던 세균성 전염병 콜레라(cholera)는 심한 쌀뜨물 같은 설사가 특징적으로 나타난다. 옛 사람들은 이 설사가 담즙을 포함한 체액이 몸 밖으로 빠져나가는 담즙질환으로 생각하였다. cholera는 담즙 khole과 '흐르다'라는 rhein이 합해져서 만들어졌다.

소는 작고 닭은 약하다?
천연두와 수두

인류에 가장 큰 재앙을 가져다 준 전염병의 하나가 천연두天然痘이다. 18세기 말에는 유럽에서만도 매년 40만 명의 희생자를 낳았으며 20세기에도 전 세계에서 3억 내지 5억 명이 천연두로 사망했다고 한다. 19~20세기에 예방 접종이 시행되면서 이는 예방할 수 있는 질병이 되었으며 1979년 WHO는 천연두가 완전히 퇴치되었다고 선포하였다.

천연두를 가리키는 용어로는 smallpox, variola, pox가 쓰이고 있으며, 수두水痘에는 chickenpox, varicella가 쓰이고 있다.

6세기까지만 해도 variola는 천연두뿐 아니라 발진發疹이 있는 여러 질환에 일반적으로 쓰였으며 이 용어는 라틴어 varius(얼룩진, 반점이 있는)에서 유래되었다. 10세기 페르시아 의사 잘라리아(Abu BM Ibn Zalariya, Rhazes로 널리 알려져 있음)는 이 병을 홍역과 구분하여 자세히 기술하였다. pox는 발진성發疹性 또는 고름물집[농포膿疱] 질환, 병적 물질로 차 있는 물집을 가리키는 주머니, 물집을 뜻하는 앙글로 삭슨어의 pocca(주머니, 물집), 네덜란드어 pocke(고름 물집, 기포氣胞), 독일어 Pocke(주머니, 기포)에서 나온 것이다. smallpox(마마, 천연두)는 유럽에 매독이 널리 퍼지기 전인 15세기까지만 하더라도 이병은 단순히 'pox'라고 하였다. smallpox는 농포 즉 고름 물집의 크기가 작다는 것과 병의 정도가 덜하다는 뜻으로 붙여졌다. 이에 대비되는 great pox는 매독梅毒(syphilis)을 가리키던 옛 용어이다. 즉, 매독이 무서운 질병으로 간주되면서 프랑스에서는 매독을 great pox(la grosse véreola)라고 하고 천연두는 small pox(le petite vériole)라고 하였다.

수두는 오랫동안 천연두와 혼돈하였으며 수두는 천연두의 가벼운 상태로 인식되어 왔다. 그리하여 varicella는 천연두 variola에 축소형 접미어 -ella를 붙여 만든 것이다. 수두는 herpes zoster 바이러스 감염에 의한 접촉성 감염 질환으로 작은 물집을 특징으로 한다. chickenpox라는 이름은 이 질환이 닭에서 유래되거나 닭에 생긴 것이라고 하여 붙여진 것이 아니다. chickenpox는 이의 전형적 병의 경과가 천연두(small pox)에 비하여 약하기 때문에 붙여진 것이다. chicken은 겁쟁이를 뜻하는 chicken-hearted나 chicken-livered 또는 하찮은 것을 뜻하는 chicken feed와 같이 '약함, 하찮음'을 암시하는 뜻으로 쓰인다.

천연두를 이 땅에서 사라지게 한 것은 바로 백신(vaccine)의 덕이다. vaccine은 라틴어로 소를 뜻하는 vacca에 물질을 뜻하는 -ine가 합쳐져서 만든 용어이다. 소의 바이러스 감염병인 우두牛痘는 vaccinia이다. vaccination(예방 접종)은 원래 우두에서 얻은 균으로 접종하는 것을 뜻하나 현재는 모든 질환에서 해당 균을 접종하는 것에 확대하여 쓰이고 있다. 예방 접종은 잘 알려진 대로 영국 버컬리라는 마을의 개업 의사이었던 제너(E Jenner)가 개발하였다. 그는 소의 젖을 짜는 소녀들이 우두에 가볍게 감염되고 바로 회복될 뿐 위험한 천연두에 감염되지 않음을 관찰하였다. 그는 우두와 천연두 사이에 한쪽 병에 걸리면 다른 병에 걸리지 않는 교차 면역交叉免疫이 있음을 실험을 통해 사람에서 확인하였다. 1796년 5월 14일 제너는 용감하게도 젖을 짜는 소녀 넬메스(S Nelmes)의 손에 있는 고름 물집에서 얻은 것을 8살 된 핍스(J Phipps)에게 주사하였다. 주사 후 핍스에게 처음에 약한 천연두 증상이 있었으나 그 후 핍스에게 천연두 고름 물집에서 얻은 것을 몇 차례 더 주사하였을 때 아무런 증상이 나타나지 않음을 확인하였다. 이에 제너는 이를 종합하여 왕립 학회에 논문을 제출하였다. 하지만 제너는 그의 의료 행위 자체가 위험하고 윤리성에 문제가 있다고 경고를 받았다. 그러자 그는 개인적으로 작은 책자로 자신의 경험을 출판하였다. 그 후 수많은 논란을 거쳐 예방 접종이 정착되게 되었다. 임상 시험에서는 과학적 타당성과 동시에 윤리성이 절대적이나 제너는 이를 무시하고(물론 당시에는 이런 것을 별로 따지지도 않았지만) 8살 된 어린이에게 실험(experiment)에 가까운 무모한 시험(trial)을 한 것이었다. 제너의 실험적 경험과 그 결과는 비록 문제가 많았지만 이를 통하여 얻은 백신은 인류를 재앙에서 구해낸 위대한 발견이다.

참고로 의학에서 실험과 시험은 완전히 다른 개념이다. 실험은 대부분 동물에서 시행되는 것으로 어떤 결과가 나올지 예측할 수 없는 상태에서 시행하는 과학적 접근 방법이다. 이에 비해서 시험은 대부분 세포 실험, 동물 실험 등을 거쳐 충분히 그 약물이나 방법이 효과가 있고 안전하다는 것이 입증된 다음에 사람에서 시행하는 것이다.

임질에 걸리면 정자가 빠져나가고, 매독은 돼지와 사랑을 해서 생긴다?

1981년에 미국에서 에이즈(AIDS)가 처음 발견될 때까지 대표적인 성병은 임질(gonorrhea)과 매독(syphilis)이었다.

임질은 통증과 함께 요도를 통해 고름이 흘러나오는 것을 특징으로 하는 감염증으로, gonorrhea는 그리스어 gonos(씨앗, 종자)와 '흘러내리는 상태'를 나타내는 rhoia가 합쳐진 용어이다. 이 용어 자체로 보면 씨앗, 즉 남성의 정자(sperm)가 밖으로 흘러나오는 질환이다. 고대 의사들은 남성 임질 환자에서 요도로 배출되는 누른 분비물이 정액 또는 정자가 흘러나오는 것으로 잘못 생각하여 붙인 이름이다. 이 용어는 기원 후 3세기 갈렌(Galen)이 쓰기 시작했다는 것이 일반적인 견해이나 기원전 460년 경 히포크라테스 때부터 썼다고도 한다. 이 용어가 잘못 붙여졌는데도 워낙 오랫동안 널리 쓰여서 1879년 독일 의사 나이세르(A Neisser)가 원인균을 발견하고 균 이름을 붙일 때에도 옛 이름을 인용하여 *Neisseria gonorrhea*라고 하였으며 gonococcus도 그대로 쓰이고 있다.

몸속에 있는 성분이 흘러나오는 것과 연관 지어 만들어진 용어로 흔히 쓰이는 것으로는 콜레라(cholera)와 류마티즘(rheumatism)이 있다. cholera는 그리스어 chole(담즙, 분노)와 '흐르다'라는 rhein이 합쳐진 것으로 담즙이 몸 밖으로 빠져나가는 질환으로 생각하여 붙여진 이름이다. rheumatism 역시 냇물이나 강처럼 흐르는 것을 뜻하는 그리스어 rheuma에서 유래된 라틴어 rheumatis(홍수, 흐르는 물)로부터 만들어졌다. 고대 의학 서적에서 rheuma는 신체 표면이나 구멍에서 나오는 묽은 또는 물 같은 분비물을 가리켰으며 카타르 catarrh와 같은 의미로 쓰였고 이후 이 용어는 관절에 액체가 축적 또는 흐르는 상태에 국한하여 쓰기 시작하였다.

매독을 가리키는 syphilis라는 용어는 그리스어 sys(돼지)와 philos(사랑함)가 합쳐져서 된 것이다. 그러나 이 용어는 돼지와의 사랑과는 아무런 관련이 없다. 이 용어는 의사이자 시인인 이탈리아의 프라카스토로(G Fracastoro)가 그의 시詩 'Syphilis sive Morbus Gallicus(매독, 프랑스인의 병)'에서 처음 사용하였다. 그 시에 나오는 주인공 Syphilis는 돼지치기이었으며 그는 성관계로 매독에 걸린 것이 아니고 태양을 모독한 죄로 이 병에 걸렸다고 하였다. 이 병은 프랑스 왕 샤를 8세(Charles VIII)가 나폴리를 점령한 후 10여 년간 유럽 전역에 유행하였다. 프랑스는 나폴리 시민들이 프랑스 군인들에게 매독을 감염시키기 위하여 일부러 창녀들을 접근하게 하였고 군인들이 귀국하여 해산하자 이 병이 프랑스에 널리 퍼졌다고 하고 있다. 이 때문에 프랑스에서는 매독을 나폴리 병이라고 하고 영국이나 독일은 프랑스병이라고 하였다. 한편 스페인은 콜럼버스(Columbus)가 미 대륙을 발견하고 돌아온 선원들이 퍼뜨렸다고 주장한다. 그러나 유럽 전역에는 그전에 이미 병원성이 약한 풍토병으로 매독이 널리 퍼져 있었다고 한다. 이는 마치 아프리카 풍토병이던 에이즈가 1980년대에 전 세계적으로 급격히 확산된 것과 비슷하다고 보고 있다.

자궁에 이상이 있으면 히스테리가 나타난다?

히스테리(hysteria)는 그리스어 hystera(자궁)에 병적病的 상태를 나타내는 접미어 -ia가 붙은 것이다.

히스테리는 과도한 정서 장애로 신체에 아무런 원인 병이 없는데도 감각 과민 또는 무감각, 질식감, 발열, 신체 여러 부위의 통증, 환상, 마비, 배뇨 곤란 등의 증상을 호소하는 광범위한 정신 신경증에 사용되는 진단 용어이다. 이는 고대에 자궁에 체액이 적어 가벼워지면 자궁이 온 몸 여러 부위로 돌아다니기 때문에 나타나거나, 여자가 나이가 들어도 임신하지 못한 상태로 있을 경우 생긴다고 하여 붙여진 이름이다. 물론 여성이 월경 전후로 감정이 예민하여 신경질을 잘 낼 수 있기 때문이라고 생각할 수 있고 실제로 정서적 불안이 남자보다 여자에서 많은 것을 볼 수 있지만 이 용어는 다분히 남성 우월주의적인 것이다. 이에 따라 1980년 미국정신의학협회는 '전환성 히스테리 신경증(hysterical neurosis, conversion type)'이라는 진단명을 '전환 장애轉換障碍(conversion disorder)'로 바꾸었다.

자궁을 나타내는 uterus는 라틴어에서 유래되었으며 그리스어 hystera에 해당한다. 이는 자궁뿐 아니라 배(복부腹部), 위장胃臟을 뜻하기도 하였다. 또한 라틴어 uter는 가죽으로 된 주머니 또는 물통을 뜻하며 자궁의 모양이 포도주 통과 비슷하다고 하여 붙여졌다. 로마 사람들은 임신한 자궁에만 이 용어를 사용하였다. 고대인들은 자궁을 가리키는 데 matrix(어미), metra(측정, 월경 주기를 측정)도 사용하였다. 그러나 베살리우스(Versalius)가 자궁 전체를 가리키는 데 uterus를 쓰면서 metra는 자궁내막(endometrium) 등에 국한하여 쓰이게 되었다. hystra와 비슷한 hysteros는 '뒷쪽에, 나중에'라는 뜻이며 이는 자궁의 위치가 다른 장기보다 뒤쪽에 있고 또 이 장기가 성장하고 난 다음에 기능을 하기 때문이라고 한다.

자궁을 비롯한 난소, 직장直腸 등은 골반에 둘러 싸여 있다. 골반은 몸통의 아랫부분으로 앞은 치골(두덩뼈)로, 양쪽 옆은 볼기뼈(hip bone)로, 뒤쪽은 엉치뼈(sacrum)로 둘러싸인 대야 모양의 구조를 가지고 있다. 골반을 가리키는 pelvis는 대야, 물통의 뜻으로 골반의 모양과 비슷하여 붙여졌다.

사람 이외 다른 포유동물에서는 주기적으로 매우 민감하고 사나운 상태가 되는 기간이 있다. 이 기간을 발정기發情期 estrus라고 하며 이는 성행위를 받아들이는 기간으로 이 기간 동안에는 격한 성적 충동이 특징적으로 나타난다. estrus는 등에(gadfly)를 뜻하는 그리스어 oistros에서 유래되었다. 소가 쇠파리의 일종인 등에에 쏘이면 광포, 격앙해지는데 이를 암컷 동물이 성적 욕구에 따라 격앙해지는 것과 연관시켜 만들어진 용어이다. 여성 호르몬 estrogen은 발정(estrus)을 유발하는 물질(-gen '생성하는 물질'을 뜻하는 접미어)이라는 뜻이다.

동물의 성적 흥분기를 가리키는 다른 용어로 rut가 있으며 이는 '으르렁거리다, 큰소리로 울다'라는 라틴어 rugire에서 유래되었다. rut는 원래 수사슴이나 수퇘지가 발정기 때 으르렁거리는 소리를 나타내는 용어로 이들의 교미를 뜻하는 데 쓰인다.

신神의 저주와 질병

우리가 받는 고통, 아픔, 특히 고치기 힘든 질병에 걸리는 것은 우리가 지은 죄 때문에 신이 내리는 벌이라는 게 동서양을 막론하고 옛 사람들의 공통된 의식이었다. 즉, 고통이나 아픔은 신이 우리가 지은 죄의 대가로 내린 운명이라는 것이며, 아직도 이런 생각은 사람들의 마음속에 잠재해 있다. 우리가 큰 병에 걸렸을 때 우리는 흔히 무의식 중에 '내가 왜 무슨 잘못이 있어 이런 벌을 받아야(병에 걸려야) 하느냐?'라고 비탄해하는 환자들을 볼 수 있다. 통증이라는 pain의 어원도 라틴어로 '벌, 처벌' 이라는 뜻의 poena에서 유래되었다.

중세에 엄청나게 많은 사람들을 사망하게 만들었던 페스트(plague)는 그리스어로 '강한 타격'이라는 뜻의 plege에서 유래되었다. 즉, 이 병은 죄를 지은 사람들에게 분노한 신이 강한 타격을 주려고 할 때 그들을 페스트로 괴롭힌다고 하여 붙여진 이름이다.

뇌전증腦癲症(과거에는 간질癎疾이라고 하였음)을 가리키는 epilepsy는 그리스어로 'epi(위의, 위쪽)와 lambaneia(가지다, 사로잡다)'가 합쳐져 '위(하늘에 있는 신)에 사로잡히다'라는 뜻이다. 따라서 원래 이 용어의 뜻은 '사로잡히다(seize)'로서 간질 환자는 신과 같은 신비한 힘에 사로잡혀서 이 병에 걸린다는 것이다. 즉, 옛 사람들은 이 병이 신의 뜻을 거역한 사람에게 내리는 벌로 이 병에 걸린 사람은 신에 의해 모든 것이 사로잡혀 있다고 생각하였다. 간질의 영어 용어인 seizure 역시 seize 에 '결과, 활동'을 나타내는 접미어 -ure가 합쳐진 것이다.

임신 말기 여성에게서 나타날 수 있는 자간子癇 eclampsia에서는 간질과 비슷한 경련 및 혼수 상태를 일시적으로 보이기도 한다. 그러나 이의 어원은 간질과 완전히 다르다. 즉, eclampsia는 그리스어로 '불빛이 번쩍이는 상태(ek-밖으로 + lampein반짝이다 + -ia상태)'이다. 18세기 이전까지 이 용어는 눈앞에 불빛이 번쩍이는 현상이 나타나는 병적 상태(예: 간질, 편두통, 졸도 등)를 총칭하였다. 그러나 현재는 임신과 관련하여 나타나는 임신 중독증에 국한하여 사용하고 있다.

인플루엔자 influenza는 '영향影響'이라는 이탈리아어를 그대로 쓰는 것으로 이 병은 행성과 별들의 불길한 배열에 의해 영향(influence)을 받아 생기는 유행성 재앙으로 생각한 데서 붙여졌다. 자신들의 지역 이름이 병명으로 쓰이는 것을 싫어해서인지 신기하게도 수년 동안 어떤 곳에서 인플루엔자가 유행하면 그 지방 이름을 붙이지 않고 대신 다른 지역의 이름을 붙여왔다. 예를 들면 러시아에서는 중국 인플루엔자, 독일에서는 러시아 페스트(Russian pestilence), 미국에서는 홍콩 플루(Hong Kong flu)라고 하였다.

기형아를 가리키는 monster는 라틴어로 '신의 예언(주로 불운不運, 경고)'를 뜻하는 monstrum에서 유래되었다. 기형아는 팔다리가 없거나 오히려 그 수가 많으며 괴기한 형태를 하고 있으며 의학이 발달하기 전에는 보통은 출생 전후에 사망하거나 수명이 짧았다. 흔히 기형이라고 하면 거대한 크기를 연상하나 크기와는 상관없이 정상적인 형태가 아닌 것을 총칭한다. 신화에서는 보통 동물과 사람의 형태가 합쳐져 있는 허구의 형상으로 비춰져 있으며 고대에는 신의 저주로 인한 천벌에 의해 기형이 생긴다고 믿었다. 현대에서는 태아 발달 중에 유전적 이상으로 기형이 생기는 경우가 많이 있지만 임신 초기에 약물을 복용하므로 생기는 경우도 있어 주의를 요한다.

약물에 의해 기형아가 발생한 사건으로는 thalidomide 사건이 있다. 이는 20세기 최대의 의학적 비극이었다. thalidomide는 1950년대 말 당시 신약으로서 진정 작용과 임신 구토에 효과적이면서 부작용이 거의 없다고 발표된 약물이었으며 많은 의사들이 임신 여성에게 처방하였다. 그러나 1960년과 1961년 사이에 유럽 전역에서 그때까지 거의 볼 수 없었던 바다표범손발증(phocomelia)이라는 기형아가 갑자기 많이 태어났다. phocomelia는 그리스어 phocos(물개)와 melos(팔다리) 그리고 상태를 뜻하는 접미어 -ia가 합쳐진 용어로서 아이의 팔다리가 짧아 마치 물개의 퇴화한 팔다리와 비슷하다고 하여 붙여진 것이다. 한 영국 개업 의

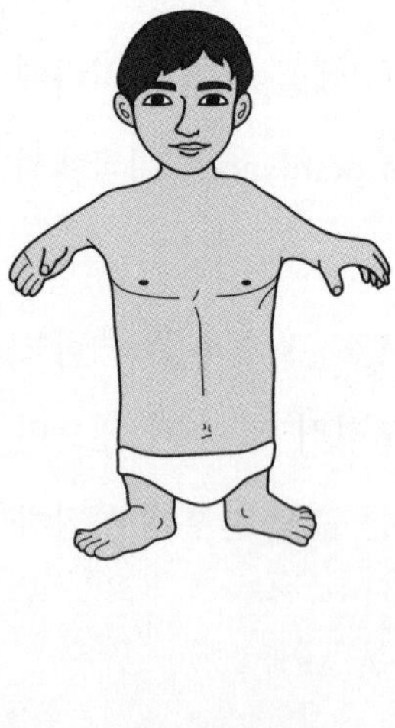

그림 40
바다표범손발증(phocomelia)의 전형적인 모습

사가 자체적인 역학 조사를 통해 이들 아이의 어머니가 임신 초기 thalidomide 약물을 복용한 사실을 밝혀 내었다. 당시로는 신약을 개발할 때 기형아 유발 검사를 하지 않았기 때문이며 이후 모든 약물은 기형아 유발 실험을 하도록 하게 되었다. 이 기형아는 전 세계에서 약 10,000명이 태어났으며 그중 약 5,000명이 생존한 것으로 알려져 있다. 유명한 독일 테너 가수 크바스토프(T Quasthoff)도 바다표범손발증이다. 그는 키가 130cm이며 손가락도 두 손 모두 합하여 7개밖에 되지 않는다.

환자의 고통과 참을성, 그리고 신이 내린 벌 통증

병에 걸리면 환자는 의사에게 자신의 증상을 이야기하고 의사는 환자의 병을 진단하고 치료한다.

환자라는 용어 patient는 라틴어 pati(고통을 받다, 고통을 참다)에서 유래된 것이다. 이는 어원에서 보듯이 이의 원래 뜻은 고통을 느끼는 것과 참는 것을 모두 갖고 있어 고통을 받으면서도 이를 참고 있는 환자의 상태를 그대로 잘 표현하고 있다. 따라서 patient는 환자라는 명사 와 '참을성이 있는'이라는 형용사의 두 가지로 쓰인다. 참을성과 관련한 명사형은 patience이다.

환자가 자신의 몸이 정상적이지 않다는 것, 병에 걸렸다고 생각하는 것은 자신에게 전에 없던 새로운 생체 현상, 즉 증상이 나타나기 때문이다. 이 증상을 뜻하는 symptom은 그리스어 symptoma에서 유래된 것으로 그리스어 'sym 함께 + ptoma 떨어짐, 일어남, 닥침'으로 구성되어 있다. 이는 행운이나 불운에 상관없이 어떤 일이 새로 일어난 것, 다른 것과 관련하여 함께 나타난 표시 또는 증거를 말하며, 이는 환자가 인식하는 주관적 증거이므로 반드시 병에 걸렸을 때만 나타나는 것은 아니다. 의사는 환자의 이러한 주관적 증상과 함께 객관적인 진찰, 검사 등을 통해 병이 있고 없음을 판단하게 된다.

병에 걸렸을 때 가장 괴로운 것이 아마 통증일 것이다. 통증을 나타내는 pain은 프랑스어 peine(통증)으로 부터 영어로 쓰이게 된 것이며 이는 라틴어로 '벌, 처벌'의 뜻을 가진 poena에서 나온 것이다. 옛날 사람들은 우리가 받는 고통, 아픔이 우리가 지은 죄 때문이라는 믿음이 있었기에 유래된 용어이다. 즉, 고통이나 아픔은 신이 우리가 지은 죄의 대가로 내린 운명이라는 것이다. 아직도 이런 생각은 사람들의 마음속에 잠재해 있어 내가 무슨 죄를 지었기에 이런 병에 걸리게 되었냐고 비탄해 하는 환자들을 흔히 볼 수 있다. pain과 비슷한 용어로 agony가 있다. agony는 오래 지속되는 심한 육체적 고통 또는 정신적 고민을 가리키는 용어로 죽음을 앞두고 가지는 갈등과 고통을 말하기도 한다. 그런데 원래 이 용어는 고통보다 오히려 즐거움을 뜻하였다. 즉, agony는 그리스어 agon에서 유래된 것으로 투쟁, 시합, 시도 등을 뜻한다. 또한 agein은 '데리고 가다'라는 뜻으로 고대 그리스에서 운동 시합을 보고 즐기러 운동장으로 사람들을 데리고 갔던 것에 기인한다. agonistes는 투사, 경쟁자, 시합에 참가하는 선수를 말한다. 아마 선수가 시합 중 사망할 수도 있어 agony는 심한 고통을 뜻하는 용어로 쓰이게 된 것으로 보인다.

환자가 자신의 증상을 의사에게 말하는 것을 명사로는 complaint(호소 증상), 동사로는 complain이라고 한다. 원래 이는 현재 일반 영어에서 쓰이는 것 같이 불평, 불만, 항의의 뜻으로 주로 쓰이었으나 17세기에 들어서 의학에서 '환자가 증상을 호소'하는 뜻으로 쓰이고 있다. complaint은 라틴어 com(함께, 매우)에

plangere(울부짖다. 몹시 슬퍼하다)가 합쳐진 것이다. 라틴어에서 plangere는 원래 슬플 때 가슴이나 머리를 치는 것을 뜻한다. 따라서 호소 증상은 단어 자체로 보면 심한 통증이 있는 환자가 자기 가슴이나 머리를 치면서 '의사 선생님, 너무 아파요!'라고 울부짖는다는 뜻이 된다.

어떤 질환 또는 병적 상태의 특유한 특징이나 특색으로 진단에 도움이 되는 징후나 증상을 pathognomonic이라고 한다. 이는 '질병을 판단, 진단하는 데 숙달된'을 뜻하는 그리스어 pathognomonikos에서 유래된 것으로 이는 pathos(질병)에 '어떤 일을 잘 아는 사람, 해시계의 지시 핀'을 뜻하는 gnomon이 합쳐진 것이다. 그러나 특정 질환에서만 나타나는 절대적인 특유의 징후나 증상은 그리 많지 않다. 몇 가지를 예를 들면 쌀뜨물 같은 설사가 나오면 콜레라, 발진이 나타나기 전에 아래쪽 어금니 맞은 편 구강 점막에 궤양이나 괴사가 된 흰 병변이 보이면 홍역, 마치 구슬을 굴리듯 엄지와 검지를 떠는 행위를 보이면 파킨슨병 등이 있다.

의사가 질병을 진단한다는 diagnosis는 그리스어로 식별, 구별이라는 뜻이며 이는 dia(-를 통하여)와 gnosis(지식<gignoskein 알다, 배우다, 인식하다)로 구성되어 있다. 즉, 진단은 어떤 질환을 다른 질환과 구별하는 방법이며, 이는 지식을 이용하여 질병의 원인을 찾아내어 다른 여러 가지 원인과 구별하고 판단한다고 하여 붙여진 용어이다.

최근에는 의학 용어가 일반 용어로 쓰이는 것이 있으며 그 중 대표적인 것 중의 하나가 증후군症候群 syndrome이다. syndrome은 그리스어 syn(함께)과 dromos(달리기, 흐름, 진로)로 구성된 용어로 동시에 나타나는 일련의 증상, 어떤 병적 상태에서 나타나는 모든 증상과 징후를 가리킨다. 그러므로 이는 병명이라기보다는 여러 가지 증상이 집합된 상태를 말한다. 후천성 면역 결핍 증후군(에이즈, acquired immunodeficiency syndrome), 과민성 대장 증후군(irritable bowel syndrome), 사스(severe acute respiratory syndrome), 메르스(Middle East respiratory syndrome) 등이 있다. 이 용어 자체는 함께 달린다는 뜻으로 어떤 질병의 특성들이 함께 나타나는 것을 말한다. 이 용어는 고대 그리스에서부터 사용한 것으로 영어에는 코플란드(Copeland)가 갈렌(Galen)의 책을 번역하면서 처음 소개하였다.

증후군은 의학 이외에도 사회 심리학적, 경제학적으로도 여러 가지 현상이 복합적으로 나타날 때 사용하기도 한다. 피터팬 신드롬(Peter Pan syndrome: 성년이 되어도 어른들의 사회에 적응할 수 없는 심리적 증후군), 인터넷 신드롬(internet syndrome: 인터넷을 하지 않으면 여러 가지 불안 증상을 나타내는 것), 슈퍼우먼 신드롬(superwoman syndrome: 완벽을 추구 하려다 지친 여성), 롤리타 신드롬(Lolita Syndrome: 어린 소녀에 대한 중년 남자의 성적 집착, 미국 작가 나보코프의 소설 Lolita에서 유래됨), 스톡홀름 증후군(Stockholm syndrome: 인질이 범인에게 동조하고 감화되는 현상), 불황 신드롬, 공주병 신드롬 등 신조어가 만들어져 쓰이기도 한다.

예술은 길고, 인생은 짧다?

"예술은 길고, 인생은 짧다."

참 멋있는 말이고 철학적인 말이기도 하다. 예술은 그 생명력이 영원하지만, 인간은 죽으면 얼마 안 가서 잊혀진다는 것을 이렇게 함축하여 표현하다니.

그런데 이 말을 한 사람이 '의학의 아버지'라고 불리는 그리스의 히포크라테스라는 사실을 알게 되면 이 말의 뜻이 올바르게 해석되고 있냐는 의문이 들게 된다. 히포크라테스가 그림이나 조각 작품을 남겼다는 기록은 어디에도 없다.

이 말의 그리스어 원본에 '예술'은 tekhne로 되어있고 이를 라틴어로 번역한 것에서는 'ars'로 되어있다(원래 그리스어 문장은 "인생은 짧고 '예술'은 길다"로 되어 있으나 라틴어로 번역하면서 "'예술'은 길고 인생은 짧다"로 앞뒤 줄이 바뀌었다.). 이 라틴어를 다시 영어로 'art'로 번역하면서 'art is long, life is short' '예술은 길고, 인생은 짧다'라는 뜻으로 전 세계에서 대부분 사람들이 쓰고 있다. 물론 이 두 줄만 놓고 보면 누구나 공감할 수 있는 번역이다.

그런데 이 말은 그 아래에 이어지는 문장들을 다 빼버렸기 때문에 원래 뜻과는 관련이 없는 말로 되어버린 것이다.

이 말은 히포크라테스가 쓴 (의학) 잠언집(Aphorisms) 1장 1절에 나오는 글로서 스코틀랜드 의사이자 그리스어 의학 서적의 번역가이었던 아담스(F Adams)가 전체를 영어로 번역한 글은 다음과 같다.

Life is short, and Art long; the crisis fleeting; experience perilous, and decision difficult. The physician must not only be prepared to do what is right himself, but also to make the patient, the attendants, and externals cooperate.

나름대로 번역하면 "인생은 짧고, '예술'은 길다. 병의 위기 상태는 급격히 변하고, 경험에 의존하여 치료하기는 위험하고, 판단을 내리기는 어렵다. 그러므로 의사는 모름지기 자신이 바른 처치를 할 수 있도록 스스로 준비되어 있어야 할 뿐 아니라 환자와 동료 그리고 주변 사람들로 하여금 협조할 수 있도록 하여야 한다."

문장 전체를 보게 되면 여기에서 '예술'은 미술 작품이나 예술 작품이 아니라는 것이 분명해 진다.

그리스어 tekhne(téchnē, tekhnê)는 기술(technique); 예술, 미술, 학문, 학술(art); 숙달, 전문적 기능(지식), 전문직(mastery); 예술적 수완(기교), 예술적 효과, 예술성(artistry); (장인의) 솜씨, 기량, 기술, (일의) 숙련(도)(workmanship); 재능, 수완(talent); 기능, 공예(craft); (경험이 필요한) 직업, 일(trade) 등을 뜻한다.

라틴어 ars 역시 그리스어 tekhne에 해당하는 단어로 같은 뜻이다. 즉, tekhne, ars는 의학 기술, 의술醫術을 가리킨다.

그런데 영어로 번역하고, 그것도 처음 두 문장만 번역한 것이 널리 퍼지다 보니 히포크라테스가 한 원래 그리스어 techne(또는 라틴어 ars)의 속뜻은 온데간데없고 단순히 예술(작품)로서의 art로 인식되어 버렸다. 문장 전체로 보아 히포크라테스가 한 첫 두 문장은 '의학의 기술(의술)을 완전히 터득하기 위해서는 오랜 시간이 걸리며 그러기에는 인생이 짧다.'라고 하는 것이 정확할 것이다. 그래야만 이어지는 문장에서 환자를 치료할 때의 상황과 의사의 태도를 표현하는 문맥이 통한다. 의사는 평생 의학 지식과 기술을 익히라는 경고인 것이다. 우리나라를 비롯하여 거의 모든 나라에서 의사들로 하여금 자율적으로 매년 일정 시간 이상 연수 교육을 의무적으로 받게 하는 것도 그만큼 의학의 발전이 빠르고 매년 새로운 지식이 소개되고 있기 때문이다.

히포크라테스는 잠언집과 의사 선서(히포크라테스 선서)뿐 아니라 전염병, 골절, 머리 손상, 외과, 궤양 등에 관한 많은 저서를 남겼으며 현대 의사들도 지켜야 할 사항들이 많이 들어있다.

8 원소 이야기

Language &
Medicine

더 이상 자를 수 없는 작은 입자 원자, 그리고 컴퓨터 단층촬영(CT)

화학에서 더 이상 나눌 수 없는 가장 작은 입자粒子를 원자 atom이라고 한다. 이는 그리스어로 '자르다, 나누다'라는 뜻의 temnein에 '없다, 부정否定하다'라는 접두어 a-를 붙인 것이다. 모든 물질은 작은 입자로 구성되어 있다는 생각은 고대부터 알려져 있었다. 기원전 그리스 철학자 레우키포스(Leukippos)는 모든 물질의 가장 작은 입자 또는 더 이상 나눌 수 없는 입자라는 뜻으로 이 용어를 처음 사용하였다.

관련된 의학 용어로 의학의 기본인 해부학 anatomy와 요즘 영상 진단에 필수적인 컴퓨터 단층촬영 computed tomography(CT)가 있다. 해부학에 관한 기록은 기원전 1600년경 이집트 파피루스에 포함되어 있으나 의학적 목적으로 해부를 한 것은 기원전 300년경부터이다. 16세기 들어 베살리우스(Vesalius)는 29세 나이에 "인체의 구조"라는 책을 저술하여 해부학을 하나의 학문으로 승화시켰다. anatomy는 그리스어로 '위로, -을 통하여'라는 뜻의 접두어 ana-에 tom(tome<temnein)과 학문이라는 접미어 -y가 합쳐진 것이다. CT는 우리 몸 전

체 또는 특정 부위를 여러 축에서 촬영하여 이를 컴퓨터로 가상의 영상을 다시 만든 것이다. 촬영 시 각 부위를 일정 간격으로 잘라서 촬영(tome + graph)한다고 해서 tomography(단층촬영 斷層撮影)라고 이름 붙였다. 또 여러 축(axis)에서 연속적으로 촬영하다고 해서 computerized axial tomography scan(CAT scan)이라고도 한다. 이 진단 장비는 1970년대에 놀랍게도 음반 회사로 유명한 EMI의 자회사에서 개발하였기에 처음에는 EMI scan이라고 하였고 개발자 하운스필드(GN Hounsfield)는 1979년 노벨상을 받았다.

1803년 영국의 과학자 돌턴(J Dalton)은 원자설을 주장하고 원자량(atomic weight)이라는 용어를 소개하였다. 19세기 초 베르셀리우스(JJ Berzelius)는 많은 원자의 원자량을 알아내었다.

원소를 나타내는 element는 라틴어의 elementum에서 따왔으나 그 어원은 분명하지 않다. 고대 가나안 알파벳의 후반부가 'L'부터 시작하므로 어린이들이 글자를 처음 배울 때 영어의 'ABC' 같이 'LMN' 즉 이들의 음 el+em+en을 중얼거렸기에 기본적인 글자라고 해서 element로 되었다고 한다. 그러나 알파벳을 반으로 잘라서 익혔다는 아무런 증거가 없기에 별로 신빙성은 없다. 라틴어의 elementum은 사물의 가장 간단한 기본적인 것 그리고 글자라는 두 가지 뜻을 가지고 있다.

고대에는 오랫동안 원소에는 흙(earth), 물(water), 공기(air), 불(fire) 4가지만 있다고 믿었다. 영국 화학자 보일(R Boyle)은 화합물을 이루는 가장 기본적인 물질을 element라고 하였으며 그 후 라부아지에(AL Lavoisier)는 현대적 의미의 원소를 정의하였다.

원소 기호는 돌턴이 처음 고안하였고, 그 뒤 베르셀리우스가 오늘날 쓰이는 기호를 제안하였다. 베르셀리우스는 원소 이름은 로마자 두 글자로 쓰고, 기본적으로 그리스어나 라틴어의 원소 이름에서 따오며(예: Cu(구리)(<라틴어 Cuprum), Ag(은)(<라틴어 Argentum), Au(금)(<라틴어 Aurum), Xe(제논)(<그리스어 Xenon) 등), 다만 일부는 오랫동안 써오던 영어나 독일어 원소 이름에서 따온다는 것이다(예: N(질소)(<영어 Nitrogen), O(산소)(<영어 Oxygen), I(요드, 아이오딘)(<영어 Iodine), Cr(크로뮴)(<독일어 Chrom) 등).

현재 국제적으로 통용되는 원소 이름은 국제 순수 · 응용 화학 연합(IUPAC)이 결정하며, 원소의 한국어 이름은 대한 화학회가 결정한다. 우리나라에서 쓰는 한자어 원소 이름들은 주로 독일 원소 이름들을 받아 들였던 일본에서 명명된 것들이 많다. 즉, 수소水素, 산소酸素, 탄소炭素, 질소窒素 등은 각각 독일어 Wasserstoff, Sauerstoff, Kohlenstoff, Stickstoff에서 직역된 이름들이다. 금속 물질의 원소에는 공통적으로 -ium을 붙인다.

이름과 기호가 다른 원소들

잿물은 나무 또는 식물을 태워 얻은 재에서 얻은 것으로, 우리나라를 비롯하여 세계 여러 나라에서 옷을 세탁할 때나 표백할 때 그리고 비누를 만들 때 사용하여 왔다. 서양에서 가성소다(苛性 soda)가 들어오면서 가성소다는 서양에서 들어온 잿물이라고 하여 양洋잿물이라고 부르게 되었다.

서양에서는 바닷가 모래밭에 흔히 자라는 한해살이 수송나물인 kali(saltwort: 솔장다리)를 태운 재와 물을 섞은 다음 이를 걸러 내어 뚜껑이 없는 큰 솥에 넣어 증발시켜 농축하였다. 이 때 솥에 남은 흰 침전물을 '솥에서 얻은 재'라고 하여 potash라고 하였다. 여기에는 탄산칼륨(potassium carbonate)이 약 10% 정도 함유되어 있다. 우리나라에서는 수송나물의 어린 순을 나물로도 먹고 약용으로도 쓴다. 포타슘 potassium은 potash에서 유래된 것이며 영국의 데이비(H Davy)가 이로부터 금속 물질을 얻어 처음에는 potassa라고 하였다가 나중 금속 물질의 이름에 공통적으로 붙이는 -ium을 붙여 potassium이라고 다시 이름 붙였다. potash는 아라비아어로 Kali라고 하며 이를 라틴어로 만든 것이 kalium이어서 칼륨의 원소 기호를 K로 표시하게 되었다.

데이비는 가성소다(NaOH)를 전기 분해하여 소듐(sodium)을 분리하였다. soda의 라틴어 이름은 아라비아어 natrun에서 유래된 natron이다. 그러나 natron은 그리스어 nitron(질산나트륨)과 혼돈되었다. 독일 화학자 클라프로트(MH Klaproth)는 sodium의 라틴어 명칭인 natrium 대신 sodium을 쓰기로 제창하였으며, 원소 기호는 스웨덴의 베르셀리우스(JJ Berzelius)가 라틴어 명칭인 natrium에서 따서 Na으로 하였다.

수은 mercury는 로마 신화에 나오는 메르쿠리우스(Mercurius)에서 유래되었다. 그러나 원소 기호는 mercury라는 이름과 공통점이 없는 Hg로 쓰고 있다. 이는 이의 그리스 이름인 hydragyros(라틴어로 hydrargyrum으로 변형)(hydor 물 + argyros 은)를 줄여 만든 것이다(원소 이름 그리고 태양계와 그리스 로마 신화 참조).

구리 copper가 원소 기호로는 Cu이며 이는 구리의 주 생산지이던 사이프러스(Cyprus) 섬의 그리스어 명칭 Kupros에서 따온 것이다. 또한 은 silver의 원소 기호 Ag는 은의 라틴어 argentum에서 따왔으며 납 lead의 원소 기호 Pb는 납의 라틴어 plumbum에서 따왔다(원소 이름 그리고 발견 지역과 원소의 특성 참조).

원소 이름, 그리고 발견 지역과 특성

원소의 이름 중에는 그 원소를 처음 발견한 나라나 지역의 이름에서 유래된 것들도 많다. 폴로늄(polonium), 구리(copper), 스트론튬(strontium), 홀뮴(holmium), 이테르븀(ytterbium), 테르븀(terbium), 에르븀(erbium) 등이 있다.

구리 copper(원소 기호 Cu, 원자 번호 29)는 열과 전기 전도율이 뛰어난 금속이다. 이의 이름은 구리가 주로 생산 공급되던 사이프러스(Cyprus) 섬의 이름을 따서 붙여졌다. Cyprus의 그리스어 명칭은 Kupros이며 이것이 cuprum라는 이름으로 변화되었으며 구리의 원소명 Cu는 cuprum에서 따온 것이다.

17세기 독일 광부들은 보기는 구리와 비슷하나 구리를 함유하지 않은 광물을 '가짜 구리'라는 뜻으로 Kupfernickel이라고 불렀다. 독일에서 nickel, Nick, Nicholas는 비열한 사람(동료), 창녀들을 가리킬 때 흔히 쓰는 단어이며 이는 악마를 지칭하는 Old Nick에서 유래되었다. 크론스테트(Cronstedt)는 이 광물이 구리와 다른 원소임을 확인하고 니켈 nickel(원소 기호 Ni, 원자 번호 28)로 이름 붙였다.

폴로늄 polonium(원소 기호 Po, 원자 번호 84)은 퀴리(M Curie)가 우라늄 광에서 라듐

(radium)과 함께 발견한 방사성 원소이며 그녀가 자신의 조국 Poland를 기리기 위하여 붙인 이름이다.

스트론튬 strontium(원소 기호 Sr, 원자 번호 38)은 암황색인 금속으로 스코틀랜드 Strontian의 납 광산에서 발견된 것이며 데이비(H Davy)가 천연탄산염에서 분리하였고 그 발견된 지명을 따서 이름 붙였다.

홀뮴 holmium(원소 기호 Ho, 원자 번호 67)은 스웨덴 물리학자 클레베(PT Cleve)가 발견하였다. 발견한 곳이 Stockholm 부근이어서 이 도시의 라틴어 명칭인 Holmia에서 따서 holmium으로 이름 붙였다.

이터븀(이테르븀), 터븀(테르븀), 에르븀은 희토류稀土類 원소(rare earth element)로 스웨덴의 화학자 모산더(CG Mosander)가 스웨덴 Ytterby 지방에서 발견하였다. 그는 자신이 발견한 3개 원소를 그 지방 이름 Ytterby를 따서 첫 번째 원소를 ytterbium(Yb, 원자 번호 70, 원자량 173), 두 번째 것은 중간 글자를 따서 terbium(Tb, 원자 번호 65, 원자량 159), 세 번째 것을 마지막 글자를 따서 erbium(Er, 원자 번호 68, 원자량 169)이라고 이름 붙였다.

우리나라에서 기초 과학 연구원이 설치하는 중이온 가속기가 완공되면 우리나라 물리학자들이 새로운 원소를 발견하여 koreanium이라는 원소가 세상에 나오기를 기대해 본다.

한편으로 원소의 이름을 그 원소가 가진 특성에 따라 붙인 경우도 있다.

이리듐 iridium(원소 기호 Ir, 원자 번호 77)은 그리스 신화에서에서 천국의 여왕인 헤라(Hera)의 시녀로 황금 날개를 가지고 있는 이리스(Iris)의 이름에서 따왔다. 이리스는 신의 뜻을 사람에게 전해 주는 전령이며 이를 의인화하여 무지개를 가리키며 무지개는 하늘과 땅을 이어주는 통로로 여기게 되었다. 무지개는 그 색깔이 화려하여 다양한 색깔을 지닌 것의 이름에도 도입되었다. 프랑스 해부학자 윈슬로(B Winslow)는 눈의 홍채의 색깔이 다양하다고 하여 iris라고 이름 붙였다. 또한 영국 화학자 테난트(S Tennant)는 이 원소를 염산에 녹이면 매우 다양한 색깔이 나온다고 하여 iridium이라고 이름 붙였다.

오스뮴 osmium(원소 기호 Os, 원자 번호 76)은 실온에서 휘발성이 크며 자극적인 냄새가 나는 4산화 오스뮴(OsO4)으로 쉽게 전환된다. 이에 연유하여 테난트가 그리스어로 '냄새'를 뜻하는 osm(é)에 금속 이온 접미어 -ium을 더하여 붙인 이름이다. 전자 현미경 검사에서 지방조직 염색에 쓰인다.

인듐 indium(원소 기호 In, 원자 번호 49)은 독일 과학자 라이히(F Reich)와 리히터(T Richter)가 아연광에서 발견하였는데, 이 원소가 짙은 파란색인 인디고 빛을 낸다고 하여 붙여진 이름이다. 반도체 연구나 치과용 합금에 이용된다.

은銀 silver(원소 기호 Ag, 원자 번호 47)은 전기와 열전도율이 가장 높은 금속으로 우리생활에 널리 쓰이고 있다. silver는 옛 영어 seolfor(siolfor)가 변한 것이다. 이의 원소 기호 이름 Ag는 라틴어 argentum에서 따왔으며 이는 그리스어 argyros(반짝이는)으로부터 유래되었다.

요오드 iodine(원소 기호 I, 원자 번호 53)은 질산칼륨(초석)을 제조하던 프랑스 화학자 쿠르투아(B Courtois)가 소다를 추출하고 남은 해초海草 재에 황산을 첨가하자 보라색 증기가 나오고 식은 다음에 결정이 생기는 것을 관찰함으로 우연히 발견하였다. 프랑스 화학자 게이뤼삭(Gay-Lussac)은 이를 보라색 빛이 난다고 하여 그리스어로 보라색을 뜻하는 ioeides(iode 보라색 + eidos 비슷함)에서 따서 iode로 이름 붙였다. 그 후 영국 화학자 데이비는 이 새로운 원소가 염소(chlorine)나 불소(fluorine)와 같은 화학적 성질을 가진다고 하여 iodine으로 이름을 바꾸었다.

원소 이름, 그리고 태양계와 그리스 로마 신화

그리스 로마 신화는 의학과 과학은 물론 서양 사회 전반에 큰 영향을 끼쳤으며 거기에 등장하는 신의 이름은 그들의 생김새, 역할과 삶에 비유하여 수많은 용어를 만들어 내었다. 서양에서 일종의 고사성어의 기본이 되는 셈이다. 원소의 이름 역시 신의 이름에서 직접 유래된 것 또는 천체에 붙어 있는 이름에서 간접적으로 유래된 것이 많다.

태양계에서 이름을 따온 것은 텔루륨, 셀레늄, 헬륨 등이 있다.

텔루륨 tellurium(텔루르, 원소 기호 Te, 원자 번호 52)은 비금속 원소로 납과 구리의 합금 및 유리와 도자기를 채색하는 데 쓰인다. 독일의 화학자 클라프로트(MH Klaproth)가 지구를 뜻하는 라틴어 tellus에서 따서 이름 붙였다. 비금속이어서 tellurion이라고 해야 하나 금속을 뜻하는 –ium이 붙어 있다.

이와 비슷하게 셀레늄 selenium(원소 기호 Se, 원자 번호 34)은 지구를 뜻하는 데서 유래된 tellurium에 대비하여 달을 뜻하는 그리스어 selene으로부터 만들어진 이름이다. 이 역시 비금속 이온이어서 selenion이라고 해야 하나 금속이온 어미

-ium이 붙어 있다. 화산 지대에서 주로 발견되며 빛에 예민하게 반응하여 빛을 전기로 만들며 태양광 전지에 쓰인다.

헬륨 hellium(He, 원자 번호 2)은 무색, 무미, 무취의 불활성 기체 원소이며 인도에서 일식日蝕 때 분광기로 태양을 싸고 있는 대기에서 발견하여 태양을 뜻하는 그리스어 helios에서 이름을 따서 붙였다.

그리스 로마 신화 및 이에서 유래된 태양계에서 따온 원소 이름으로는 우라늄, 티타늄, 넵투늄, 플루토늄, 팔라듐, 수은 등이 있다.

우라늄 uranium(원소 기호 U, 원자 번호 92)은 단단하고 무거운 방사성 금속 원소이다. 하늘의 신 우라누스(Uranus)는 땅의 신 가이아(Gaia)의 남편이다. 영국의 천문학자 허셜(JFW Herschel)은 새로 발견한 천왕성에 이 이름을 붙였다. 독일의 클라프로트는 이 천왕성 이름으로부터 다시 역청瀝青우라늄광鑛에서 발견한 원소에 우라늄이란 이름을 붙였다.

티타늄 titanium(원소 기호 Ti, 원자 번호 22)은 부식腐蝕에 강하며 강하면서도 가벼운 금속이온으로 항공기 부품 제조에 많이 이용된다. 티탄(Titan)은 우라누스와 가이아의 아들이다. 클라프로트가 우라누스에서 이름을 따서 붙인 우라늄에 이어 우라누스의 아들인 티탄의 이름을 따서 붙였다.

넵투늄 neptunium(원소 기호 Np, 원자 번호 93)은 반감기가 매우 길며 ^{237}Np의 경우 가장 긴 것은 약 220만 년이나 된다. 이 원소의 이름은 주기율표에서 우라늄에 계속되는 원소라는 데서, 우라늄의 이름을 따온 천왕성(Uranus) 다음의 태양계 행성인 해왕성(Neptune)의 이름을 따서 붙였다.

플루토늄 plutonium(원소 기호 Pu, 원자 번호 94)는 92번 우라늄과 93번 넵투늄이 각각 천왕성과 해왕성과 연관되어 지어진 것과 같이 태양계의 행성 명왕성(Pluto)과 관련지어 붙여진 이름이다. 즉, 명왕성은 해왕성 다음에 있는 행성이고 플루토늄은 넵투늄 다음으로 발견되었기에 붙여진 이름이다.

팔라듐 palladium(원소 기호 Pd, 원자 번호 46)은 백금과 비슷한 불활성의 희소 금속으로서 비교적 가볍고, 치과에서 의치나 치열 교정용으로 쓰인다. 독일의 의사이자 천문학자 올버스(HWM Olbers)는 그가 새로 발견한 소행성을 아테네 여신 중 처녀 사제司祭인 팔라스 아테네(Pallas Athene)의 이름을 따서 팔라스라고 이름 붙였다. 영국 물리학자 울러스턴(W Wollaston)은 백금광석에서 새로운 광석을 발견하고 당시 새로 발견된 소행성 팔라스의 이름을 따서 이 원소를 팔라듐이라고 하였다.

수은 mercury(원소 기호 Hg, 원자 번호 80)는 원소 중 유일하게 상온에서 액체인 은백색의 금속 원소이다. 이의 이름은 로마 신화에 나오는 메르쿠리우스(Mercurius, Mercury: 그리스 신화의 Hermes에 해당)에서 유래되었다. 메르쿠리우스는 발이 매우

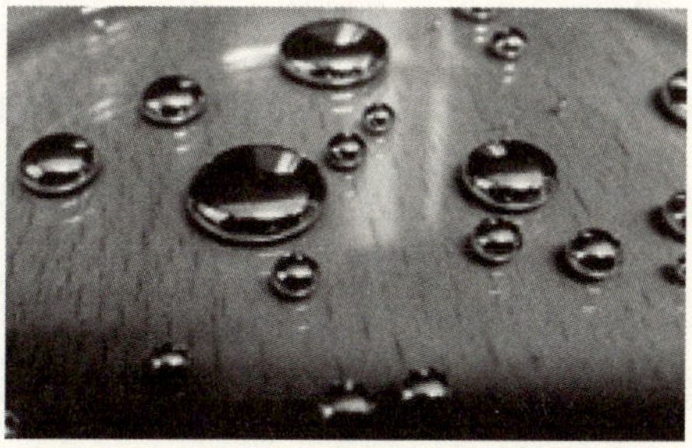

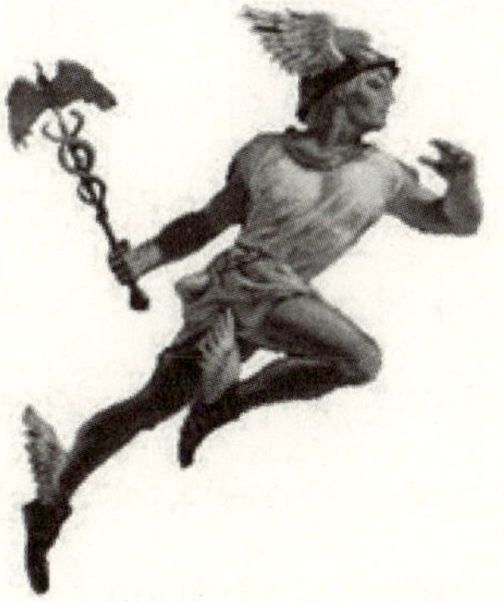

그림 41
수은은 움직이는 특성 때문에 '움직이는 은(銀)' quicksilver라고도 부른다(왼쪽). 오른쪽은 전령사이자 과학의 신인 머큐리.

빠른 하늘의 전령사이자 과학과 상업의 신인 동시에 여행자, 방랑자, 도둑, 육상 선수, 부랑자의 수호신이기도 하다. 이 금속 원소에 mercury가 붙은 것은 이 원소가 반짝이고 미끄러워 잘 잡히지 않고 빠르게 움직이는 것이 메르쿠리우스 신의 성격과 비슷하기 때문이다. 수은을 quicksilver라고도 부르며 이는 살아있는 것 같이 계속 움직이므로 '살아있는 은'(quick은 '살아 있다'라는 뜻이 있다)이라는 뜻이다. 그런데 원소 기호가 mercury라는 이름과 공통점이 없는 Hg로 쓰고 있다. 이는 이 원소의 그리스 이름인 hydragyros(라틴어로 hydrargyrum으로 변형)(hydor 물 + argyro 은)가 줄여져서 된 것이다. 의학에서는 수은 화합물을 16세기 스위스의 파라켈수스(Paracelsus)와 이탈리아 의사 가리우스(B Garius)가 매독 치료에 쓰기 시작하였다. 20세기 중반까지도 수은화합물은 소독제, 이뇨제로 쓰였으나 수은중독 등 독성이 문제되어 요즘은 거의 쓰이지 않고 있다.

캐럴(L Carroll)의 '이상한 나라의 앨리스'에는 '미친 모자 장수, 미친 모자 제조자(mad hatter)'라는 인물이 나온다. 그는 차 마시는 자리에서 어처구니없고 대답할 수 없는 질문을 앨리스에게 던지곤 한다. 여기에서 유래되어 미친 정도가 심한 사람, 성격이 이상하여 조직이나 회사를 제대로 운영할 능력이 없는 사람을 가리킬 때 미친 모자 장수, 그런 상태를 가리킬 때 mad as a hatter라는 말을 쓴다. 모자 제조자가 이 뜻으로 쓰이게 된 것은 모자를 만드는 양털을 처리하는 과정에서 수은 증기에 노출되어 수은 중독이 생겼기 때문이라고 추측한다. 수은에 중독되면 증상으로 눈꺼풀, 입술, 손가락 등이 떨리는 신경학적 증상과 정신적 불안 상태 등이 나타난다.

탄탈 tantalum(탄탈럼, 원소 기호 Ta, 원자 번호 73)은 부식하지 않고 잘 늘어나는 성질을 가진 금속으로 철사, 판, 보철 기구를 만들어 머리뼈 결손 부위를 메우는 데 쓴다. 영국 화학자 하쳇(Hatchett)이 발견하고 에케베리(AS Ekeberg)가 그리스 신화에 나오는 탄탈루스(Tantalus) 왕의 이름을 따서 붙였다. 탄탈루스는 쥬피터의 비밀을 누설하여 그 죄의 대가로 지옥에 떨어져 영원히 배가 고프고 목이 마른 벌을 받았다. 그의 머리 위에는 과일이 많았으며 주변에는 물도 풍부하였지만 그가 손을 뻗어 과일을 잡으려고 하거나 물을 마시려고 하면 과일과 물이 멀리 가버려 바로 옆에 두고도 먹지도 마시지도 못하였다. 이 원소의 이름에 이 신화를 이용한 것은 부식성 액체가 이 원소에 닿지 못한다는 뜻으로 보인다. 여기에서 유래된 영어의 tantalize는 '고문하다, 괴롭히다'라는 뜻으로 쓰인다.

참고문헌

김경환, 의학 용어에 숨겨진 이야기 사전, 군자출판사, 2011

대한성서공회, 개역개정판 성경전서, 1998

대한의사협회, 의학 용어집, 제5판, 2009

이우주, 의학사전, 군자출판사, 2011

아이작 아시모프(김대웅 옮김), 신화 속으로 떠나는 언어 여행, 웅진출판, 1999

최신해, 의학 속의 신화, 고문사, 1970

Ayto J, *Dictionary of Word Origins; The Histories of More Than 8,000 English - Language Words,* Arcade Publishing, 1990

Barnhart RK, *Chambers Dictionary of Etymology; the origins and development of over 30,000 English words*, Chambers, 1988

Casselman W, *A Dictionary of Medical Derivations; The Real Meaning of Medical Terms*, Parthenon Publishing Group, 1998

Dibbley DC, *From Achilles' Heel to Zeus's Shield*, Fawcett Columbine, 1993

Dictionary.com, http://dictionary.reference.com/

Fortuine R, *The Words of Medicine; Sources, Meanings and Delight*, Charles C Thomas, 2001

Funk W, *Word Origins*, Wings Books, 1950

Goodman L, Gilman A, *The Pharmacological Basis of Therapeutics*, Macmillan, 1941

Gordon HL, Fisher T, *Sir James Young Simpson and Chloroform*, Unwin, 1897

Haubrich WS, *Medical Meanings; A Glossary of word Origins*, Second Edition, American

College of Physicians, 2003

Jaeger EC, *A Source-Book of Biological Names and Terms*, Third Edition, Charles C Thomas, 1955

Online Etymology Dictionary, http://www.etymonline.com/

Pepper OHP, *Medical Etymology*, WB Saunders, 1949

Skinner HA, *Origin of Medical Terms*, Williams & Wilkins, 1949

Soanes C, Angus Stevenson A, *Oxford Dictionary of English*, Second Edition, Oxford University Press, 2005

Wain H, *The Story Behind the Word; Some Interesting Origins of Medical Terms*, Charles C Thomas, 1958

Webster's Word History, Merriam-Webster, 1989

Wikipedia, https://en.wikipedia.org/

의학용어에 흔히 쓰이는 접두어와 접미어

A

-a 상태
a(n)- 없는, 아닌, -로부터 떨어진
ab(s)- 없는, 아닌, -로부터 떨어진
-able, -ible, - uble 형용사형
acanth(o)- 가시
-aceous 형용사형
acous-, acoust(o)- 듣는, 청력
acr(o)- 말단, 끝, 뾰족한, 꼭대기
actin(o)- 빛, 방사형
ad- 가까운, 덧붙은, 증가, -쪽으로
-ad 방향
aden(o)- 분비선, 샘
adip(o)- 지방
adren(o)-, adrenal(o)- 부신
-aemia 혈액, 혈증
aer(o)- 공기
af- -쪽으로
-agogue 촉진물질
-agra 통증,
-al 형용사형
alg(i)-, alg(o)- 통증
-algesia, -algia 통증
all(o)- 다른
amb(i)- 양쪽, 주위
ambul- 보행
amphi-, amph(o)- 양쪽, 2배
amyl- 녹말
-ancy, -ance 상태, 특성
ancyl- 갈구리모양
andr(o)- 남성
angi(o)- 혈관, 관
anis(o)- 모양이 다른
ankyl(o)- 갈구리모양, 뻣뻣한
-ant 형용사형
ant(i)- 반대, 막는
ante-, anter(o)- 앞
anthrac- 석탄
anthrop(o)- 사람
ap(o)- -로 부터, -로부터 떨어진
apico- 꼭대기
-ary 장소
-ase 효소
-asis, -esis, -iasis, -isis, -sis (병적)상태, 과정
-asthenia 허약한 상태
astro- 별모양
-ate 형용사형, 명사형, 물질
atelo- 불완전한
ather(o)- 지방
atmo- 증기, 공기
aur- 귀
aut(o)- 스스로
aux- 증가, 성장
azot(o)- 질소

B

bacill- 막대,

bacteri(o)- 세균

balan(o)- 음경 귀두

bar(o)- 무게, 압력

basi(o)- 바닥, 기초

bi(o)- 생명, 생물

bi-, bis- 두개, 두배, 양쪽

bili- 담즙

blast-, -blast 모세포, 싹, 배(胚)

blenn(o)- 점액

blephar(o)- 눈꺼풀

brachi(o)- 팔

brachy- 짧은

brady- 느린

brom(o)- 악취, 브롬

bronchi-, bronch(o)- 기관지

bronchiol(o)- 기관세지

C

caci-, cac(o)- 나쁜, 병에 걸린

calc(o)- 결석, 칼슘.

cantho- 각(角)

capit- 머리

capn- 탄산가스

carcin(o)- 암

card- 심장, 위분문

cat-, cata-, cath-, kat-, kata- 아래, 파괴된

-ce 상태

cel(o)-, -cele 배, 탈장, 팽대

celi(o)- 배

cent- 100분의 1, 100

-centesis 천자, 뚫음

cephal(o)- 머리

cerv-, cervic(o)- 목, (자궁)경부

cheil(o)- 입술

chiasm- 교차

chir(o)- 손

chlor- 초록, 염소(鹽素)

chole-, chol(o)- 담즙, 쓸개

chondr(o)- 연골

chroma(t)-, chrom(o)- 색깔

-cidal, -cide 죽임, 죽이는 물질

cine-, kine(t)-, -kinesis 움직임, 운동

circum- 주위, 주변

-cle, -culus, -cula, -cule, -culum 축소형

co-, com-, con- 함께

-coccus 구균

col(i)-, colon(o)- 대장

colp(o)-, kolp(o)- 질(膣)

contra- 반대

cor- 심장

cortic- 피질

cost(a)- 갈비

crani(o)-, crano- 머리, 머리뼈

-crine 분비

cry(o)- 한랭, 냉동

-cy 상태

cyan(o)- 청색

cyst(o)-, -cyst 주머니, 방광

cyt(o)-, -cyte 세포

D

dacry(o)- 눈물

dactyl(o)- 손가락, 발가락

de- 아래, 떨어진, 없는, 아닌, -로부터

deca- 10
deci- 10분의 1, 10
denti-, dent(o)- 치아
derma-, dermat(o)-, dermo-, -derma 피부
-desis 결합, 고정
desm- 인대
dextr(o)- 오른쪽
di- 2, 2배
dia- 통하여, 사이, 떨어진, 철저한
dipla-, diplo- 2배, 쌍
dis- 떨어진, 없는, 아닌, 2배, 두번
dorsi-, dors(o)- 등
drom- 달림, 경로
dynam(o)- 힘 에너지
-dynia 통증
dys- 어려움, 아픈, 결손, 나쁜, 비정상

E

ec-, ect(o)- 바깥, 떨어진,
-ectasis 팽창, 확장
-ectomy 절제(술), 제거
ef-, es-, ex(o)- 바깥
-ellus, -ella, -ellum 축소형
em-, en- 안쪽
-ema 상태
-emesis 구토
-emia 혈액, 혈증(血症)
-ence, -ency, -ent 상태, 특성
end(o)-, ent(o)- 안쪽
enter(o)- 창자
eos- 빨강
ep(i)- 위, 곁, 덧, 나중
erg(o)-, -ergy 일, 작용
erythr(o)- 빨강, 적혈구
-esis, -esia 상태, 과정
eso- 안쪽
esthe-, esthes(io)-, -esthesia 감각
etio- 원인
eu- 진성, 정상, 건강한
ex(o)- 바깥, 바깥쪽으로
extern- 바깥
extra- 바깥에, 초과하여, 추가로

F

-facient 일으키는
febr- 열(熱)
feca-, feco- 대변, 배설물
-ferous 생성하는
fibr(o)- 섬유
fore- 앞
-form 모양
-fuge 보내다, 벗어나다

G

gal-, galact(o)- 젖, 우유
gam(o)- 결혼, 생식
gaster(o)-, gastr(o)- 위(胃)
-gen, -gene, -genesis, -genetic,
-genic 생성, 형성
geni(o)- 턱
-genic 기원(起源), 유래
genito- 생식기관
geri-, gero-, geronto- 노인
gingiv(o)- 잇몸
glob- 둥근, 공모양
gloss(o)- 혀

gluc(o)-, glyc(o)- 설탕, 포도당, 단맛
gnath-, gnath(o)- (아래)턱
-gnosis, gnostic 지식
-gog, -gogue 분비촉진
gon(o) 씨앗, 새끼
gonad- 생식선
-gram 기록, 그림
granul(o)- 입자, 과립
graph- 기록
-graph(y) 기록(술), 그림, 기록하는 기기
gravid-, -gravida 임신
gyn(e)-, gynec(o)- 여성
gyr(o)- 원, 고리

H

hem(o)-, hema-, hemat(o)- 혈액
hemangio- 혈관
hemi- 반, 부분
hepat-, hepat(o)- 간(肝)
heter(o)- 다른, 비정상, 반대쪽
hidr(o)- 땀
hist(o)-, histi(o)- 조직
hol(o)- 전체, 완전한
homeo- 비슷한, 일정한
homo- 비슷한
hydra-, hydr(o)- 물
hymen- 막
hyper- 많은, 위
hypn(o)- 잠
hypo- 작은, 적은, 아래
hyster(o)- 자궁

I

-ia (병적)상태
-iasis 병, 비정상적인 상태, 형성, 상태
iatr(o)-, -iatric 의사, 치료
ichthyo- 물고기
-ics, -tics 학문, 과학
ictero- 황달
-id 형용사형, 상태
-ide 화합물
ideo- 정신상태
idi(o)- 자신, 개인, 구분되는
ile(o)- 회장(回腸)
ili(o)- 장골(腸骨), 엿구리
-illus, -illa, -illum 축소형
in- 안쪽, 강한, 아닌
-in 화합물
infra- 아래
inter- 사이, 중간
intern- 안쪽
intra-, intro- 안쪽
ipsi- 같은(쪽)
irid(o)- 홍채
-ism 상태, 특성, 학설
-ismus 상태, 경련
iso- 같은
-ite 화합물, 특성
-itis 염증, 병
-ity 상태
-ium 막

J

juxta-, iuxta- 가까운, 곁

K

kary(o)- 핵
kera-, kerat(o)- 뿔, 각막
kilo- 1000
kin(o)-, kinesi(o)-, -kinesis 운동
kolp(o)-, colp(o)- 질(膣)

L

labi- 입술
lacrima- 눈물
lacti-, lact(o)- 젖, 우유
lapar(o)- 배, 옆구리
later(o)- 옆
lei(o)- 매끈한
-lepsis, -lepsy 발작, 경련
lepto- 가는, 섬세한
leuc(o)-, leuk(o)- 흰, 백혈구
lien(o)- 비장
lingu(o)- 혀
lip(o)- 지방, 기름
lith(o)- 돌, 결석
-logia, -logy 과학, 학문
lumbo- 허리
lyo- 용해
lys(o)- 파괴, 분해
-lysis 용해, 분해, (병적상태에서)회복

M

macr(o)- (비정상적으로)큰
mal- 나쁜, 병든
-malacia, malac(o)- 말랑말랑한(상태)
mamma-, mamm(o)- 유방
-mania 광적(狂的) 상태
mast(o)- 유방
maz- 유방
meat(o)- 통로, 구멍
med-, medi(o)- 중간, 가운데
medull(o)- 수질(髓質)
meg(a)- (비정상적으로)큰
megal(o)- (비정상적으로)큰
-megaly, -megalia 비대
meio-, mio- 작은
mel- 팔다리
melan(o)- 검은, 멜라닌
meli-, melito- 꿀 달콤한
-men 결과, 행위
men(o)- 달[月], 월경
mening(o)- 막, 수막
-ment 물질, 기기, 결과
menta-, mento- 마음, 정신
mes(o)- 중간, 장막(腸膜), 2차, 부분
meta- 변화, 변형, 넘어, 이후
-meter 기구, 측정
metra-, metr(o)- 자궁
micr(o)- (비정상적으로)작은
mill- 1000분의1, 1000
mon(o)- 1, 하나
morph(o)- 형태
muci-, muc(o)- 점액
multi- 많은
my(o)- 근육
myc(o)-, mycet(o) 곰팡이, 버섯
myel(o)- 골수,척수
myring(o)- 고막
myx(o)- 점액

N

narc(o)- 바보, 무감각

naso- 코

-natal, -natus 출생

necr(o)- 시체, 사망

neo- 새로운

nephra-, nephr(o)- 콩팥

neur(o)-, neuri- 신경

neutr- 어느쪽도 아닌, 중립

nitri-, nitro- 질소

non- 아닌

normo- 정상

nos(o)- 병

nulli- 아닌, 없는

nyct(o)- 밤, 어두운

O

ob- 향하여, 반대로, 철저한

octa-, oct(o)- 8

ocul(o)- 눈

-ode, -oid 비슷한

odont(o)- 치아

-odynia, odyn(o)- 통증

oleo- 기름

olig(o)- 적은, 부족한

-ology 학문, 과학

-olus, -ola, -olum, -ole 축소형

-oma 종양

omphal(o)- 배꼽

onc(o)- 종양

onych(o)- 손톱, 발톱

oo-, ovi-, ovo- 알, 난자

oophor(o)-, oophoron- 난소

ophthalm(o)- 눈

-opia 시력, 시각

opisth(o)- 뒤쪽으로

ops-, -opsy 시력, 시각

optic(o)-, opt(o)- 시력, 시각

-or 물질, 기기, 상태, 결과

or(o)- 입

orchi(o)-, orchid(o)- 고환

-orexia 입맛

-orium 장소

orth(o)- 곧은, 서있는, 올바른

-ory 형용사형, 장소

-ose 비슷한, 탄수화물

-osis (비정상적인)상태, 과잉

osm(o)- 냄새, 삼투압

oss(i)-, osseo- 뼈

ost-, oste(o)- 뼈

-(o)stomosis, -(o)stomy 연결(술), 창냄(술)

ot(o)- 귀

-otic 형용사형

-otomy 절개(술)

ovari(o)- 난소

ovi-, ov(o)- 알, 난자

P

pachy- 두꺼운

pan- 전체, 모두, 범(凡)

par(a)- 주위, 같은, 비정상

-para 출산부

path(o)-, -path, -pathic, -pathy 병, 고통

pector- 유방, 가슴

pedi-, ped(o)- 발

pedia- 아이

pedicul(o)- 이[슬(虱)]
-penia 감소, 결핍
pent(a)- 5
peps-, pept(o)-, pepsia 소화
per- 통하여, 매우, 철저한,
peri- 주위
petro- 돌, 뼈
-pexy 고정(술)
phaco-, phako- 수정체
phag(o)- 먹다
-phagia, -phagy 먹다, 먹는것
phalang(o)- 손발가락 뼈
phall- 음경
pharmac(o)- 약
-phasia 말, 발언
-pheresis 제거
-phil, -philia, -philic 경향, 사랑, 즐겨함
phleb(o)- 정맥
phob-, -phobia (비정상적인)공포
phon(o)- 소리
-phoresis 이동, 운반
phot(o)-, photic 빛
phren(o)-, -phrenia, phreni-,
phrenico- 마음. 횡격막
phys-, physic(o), physi(o)- 자연, 물리, 현상
phyt(o)- 식물, 성장
pilo-, pili- 머리카락
-plasia 형성, 증식
plasmo-, plasma-, plasmato- 혈청, 세포질
plast-, -plastic 형성, 성형
-plasty 성형(술)
platy- 넓은, 편평한
-plegia 마비, 뇌졸중
pleur(o)-, pleura- 늑막, 갈비
plur(i)- 많은, 여러 개
pneum(o)-, pneuma-, pneumat(o)-,
-pnea 공기, 호흡, 허파
pod(o)-, -pod 발
-poiesis 생성
poikilo- 불규칙적인,
poly- 많은
post- 이후, 뒤
poster(o)- 뒤
praxio-, -praxis, -praxia 작용, 실행
pre- 앞
presby- 노인, 늙은
prim(i)- 처음, 첫째
pro- 앞, 향하여
proct(o)- 항문, 대장
prot(o)- 처음, 첫째
pseud(o)- 거짓
psyche-, psych(o)- 정신, 마음
pto-, -ptosis 떨어짐
pulm(o)-, pulmon(o)- 허파
pur-, purul- 그름
py(o)- 고름
pycn(o)-, pykn(o)- 진한, 두꺼운
pyel(o)- 깔때기, 신우(腎盂)
pylor(o)- 위의 유문(幽門)
pyret(o)-, pyr(o)- 열(熱)

Q
quadr(i)- 4
quart- 4분의1

R

rachi(o)- 척추
radic- 뿌리
radio- 방사성
re- 다시
rect(o)- 곧은, 직장
ren(o)- 콩팥
reticulo- 그물
retro- 뒤로, 뒤
rhabdo- 막대, 가로무늬
rhachi- 척추
-rhage, -rhagia 출혈, 흐름
-rhaphy, -rrhaphy 봉합(술)
-rhea 흐름
-rhexis 찢어짐
rhin(o)- 코
rhizo- 뿌리

S

sacchar(o)- 설탕
salping(o)-, -salpinx 난관(卵管)
sangui- 혈액
sarc(o)- 고기
scapho- 배모양
schiz(o)- 갈라진
sclero- 딱딱한, 단단한
-scope 관찰기기, 검사기기
-scopy 검사
scot(o)- 캄캄한
sebo- 지방, 기름
semi- 반(半)
semin- 정액
sero- 혈청
-sia 상태
sial(o)- 침, 타액
sidero- 철(鐵)
sigmoid(o)- S모양, 구불
sinistr- 왼쪽
-sis, -sia 과정, 작용, 상태
som(a)-, -soma, somato- somatico- 몸
somn- 잠
-spasm, spasmo- 경련
sperma-, sperm(o)-, spermat(o)- 정자, 정액
spheno- 쇄기
sphero- 공, 둥근
sphygm(o)- 맥박
spir(o)- 호흡
splanchni-, splanchn(o)- 내장
splen(o)- 비장
spondyl(o)- 척추
staphyl(o)- 포도, 포도구균
-stasis 정체, 정지
-stat 정지시키는 물질
stear(o)-, steat(o)- 기름, 지방
sten- 좁은, 협착
sten(o)- 좁은, 협착
sterco- 대변
stetho- 가슴
stom(a)-, stomato- 입
-stomy 창냄, 조루(造瘻)
strept(o)- 뒤틀린, 연쇄상
sub- 아래, 정상보다 적은
sud(or)- 땀
super- 초과, 우세
sym-, syn- 함께
sys- 함께

T

tachy- 빠른

tel(e)- 끝, 먼

teleo- 완전한

teno(n)-, tenont(o)- 힘줄, 건

ter- 3

-ter 기기

terato- 기형

tetra- 4

than-, thanat(o)- 죽음

theco- 껍질, 상자

therm(o)- 열(熱)

thio- 유황

thromb(o)- 혈액응고

thy-, thyr(o)- 갑상선

thymo- 마음, 영혼, 정서, 흉선

-tic 형용사형, 명사형

-tion, -sion 작용, 작용의 결과

toc(o)- 출산, 분만

tom(o)- 절단

-tome 절단기기

-tomy 절단술

ton(o)- 긴장

top(o)- 위치, 국소

toxic(o)-, tox(o)- 독

trach(eo)- 기관

trans- 가로질러서, 통하여, 넘어

tri- 3

trichi-, trich(o)-, -trichia 머리카락

tropho-, -trophic, -trophy 영양

-tropic 향하여, 친화성

tum(e)- 팽대

tuss- 기침

-ty 상태

tympan(o)- 고막

typho- 열(熱)

U

ultra- 넘어, 초과

-ulus, -ula, -ulum, -ule 축소형

uni- 하나, 단일

-ure, -ura 행위의 결과

uri-, uric(o)- 요산

-uria 요(尿)

urin(o)-, ur(o)- 요(尿)

-us 작용, 상태

uter(o)- 자궁

V

vacc- 소

vas(o)- 혈관, 정관

ven(o)-, veni 정맥

ventr(o)-, ventri- 배, 복강, 몸의 앞쪽

vesic(o)- 방광, 물집

viscer(o)- 내장

vitr(o)-, vitre(o)- 유리

X, Y, Z

xanth- 노랑

xanth(o)- 노랑

xeno- 이물질(異物質), 외부의

xer(o)- 마른, 건조

-y 상태, 특성, 작용

zo(o)- 동물, 생물

zym(o)- 발효, 효소

찾아보기

606호 152

ㄱ

가슴 86
가학증(加虐症) 178
각기병 208, 209
간(肝) 50
간경화증 85, 229
간균(桿菌) 121
간질 167, 240
간흡충 94, 95, 124
갑상샘 226
갑옷 86
강장제 172, 173
거머리 213, 214
거미막 187~189
거즈 62
거짓남녀중간몸 189
검역 74, 75
결석(結石) 111
경동맥 80, 81
고리뼈 184
고자 95
고환 93~95, 124, 189
공장(空腸) 114
공황(恐慌) 202
괄약근 80, 116, 120
괴혈병 208, 210, 211
구강 궤양 72
구리 194, 256, 257, 261
금 45, 194, 254
금계랍 132
금성 182, 194
기관 65, 103
기요틴 33~35
기형아 241~243
긴장도 161, 172
길로틴 33
꼬리뼈 101
꾀꼬리 229
꾀병 23, 150

ㄴ

나트륨 256
난초 94, 95
남녀한몸 189
남색(男色) 177
남성 41, 42
남성 색정증 176
납 194, 195, 258
납 중독 194~196
내과 의사 37, 38, 129
내독성(耐毒性) 142
넵투늄 262, 263
노뼈 88, 89
녹내장 54, 140
뇌전증 240
뇌활 110
니켈 257
니코틴 138

ㄷ

단두대 31, 32
대마 164~166, 215, 216
대변 65, 66, 67
대장균 122
대조군 160
뎅기 51
도핑 167, 168, 171
돌팔이 의사 31
동공 53, 54
동맥 103, 104
동의보감(東醫寶鑑) 130
동작모방(증) 198
디기탈리스 52, 133
디아스타아제 119
딸꾹질 31

ㄹ

레스토랑 172, 173
렌즈 53, 55~57
류마티즘 235
림프관 70, 103, 104

ㅁ

마루점 105
마리화나 164, 166, 167, 216
마이신 149~151
마이크로웨이브 오븐 15, 16
마조히즘 178
마취 15, 16, 215~224
막대균 121
만드레이크 143~145, 216
만병통치약 31, 191
망막(網膜) 53, 55
망상(妄想) 203
망치뼈 101
매독 232, 234, 235
맥각(麥角) 132
맥박 시계 68
맹장 71, 114, 116
머리뼈 100, 101, 102, 265
메두사머리 85
메아리증 197, 198
면독성(免毒性) 142
면역 23, 24, 25, 233
면허 212
모닐리아증 98, 99
모르핀 167~170
모스키토 63
목성 194
몽유병 205
무른 궤양 72
물리학 38, 39, 129
물리학자 129
미녹시딜 17

ㅂ

바다표범손발증 242, 243
바시트라신 151
반지름 87, 88
발꿈치 뼈 112
발병률 77
발정기 238, 239
방사선 87, 88
방선균 124
방패 84, 85

배꼽 84, 85, 86
백내장(白內障) 56
백신 232, 233
백일해 31, 32
벌리개 63
벨라돈나 149
벨크로 15, 17
병원 46, 47
보톡스 153, 155
보툴리눔 독소 155
복사뼈 101
부우지 61
부활 100
불면증 205
불완전 성교 109
브루셀라증 123
비너스 178, 181, 182, 200
비방(秘方) 31, 128
비브리오 122
비아그라 17
비타민 208~211
빈혈 50, 59, 108

ㅅ

사디즘 178
사춘기 36, 37
사포 177, 178
산(酸) 90, 91
산과(産科) 43
산동(散瞳) 54
산소 80, 90~92, 254
생리학 38, 39
서약 93, 94
섬망(譫妄) 203
성(性) 41, 176
세로토닌 71, 161
세미나 19, 20
셀레늄 261
소구치 106
소돔과 고모라 177
소듐 256
소시지 153~156
소아과 36, 121
소작술(燒灼術) 54
소화 115, 117~120
속임약 157, 159
손상 25
수간(獸姦) 177
수두 231, 232
수레바퀴 87~89
수면병 32, 52
수성 194
수소 91, 92, 254
수은 152, 194, 256, 262~264
수학 38, 79
스리랑카 14, 208
스코폴라민 150
스코폴리 150
스투덴트 t－검정법 79
스트렙토마이신 150
스트론튬 257, 258
스핑크스 80, 81
승모판 105, 106
시험 157~159, 233
식도 61, 114, 120
식초 90, 91, 210

실험 77~79, 233
심방 105, 106
심포지엄 19, 20
십이지장 71, 114~118

ㅇ

아구창 99
아나필락시스 25, 146
아드레날린 146, 147
아밀라아제 30, 117, 119
아산화질소 216~218
아스클레피우스의 지팡이 191
아스페르길루스 124
아스피린 161, 162
아킬레스 힘줄 183
아트로핀 54, 149, 150
아편 134, 168~170, 204, 205, 223
아프타 72
악몽 205, 206
악성 70, 71
안경 57
안구진탕 56
알코올 133, 164, 165, 170, 195, 216, 217
암 70, 71, 157, 158
암살 141, 164, 166
암점(暗點) 57
앰블런스 68
약 129~132
약물학 129
양귀비 167~170
양모선별가병 98
양성 71
엉치뼈 100, 101, 238
에르고트 132
에르븀 257
에이즈 73, 76
에코바이러스 199
에테르 15, 16, 217, 219, 221, 222
에피네프린 146
여성 41~43
여우 96, 97
역학(疫學) 76
연구계획서 76
연질막 187
영아(嬰兒) 36, 37
예방 78, 190, 191
예수회 나무껍질 131
오스뮴 259
옴 97
와파린 141
왕의 병 229
외과의사 212, 213
요막(尿膜) 154
요양소 46
요오드 259
용혈(溶血) 59
우두(牛痘) 232
우라늄 257, 262
우르소데옥시콜린산 230
우아바인 51
우연한 발견 14, 18
웃음가스 216
웅담 229
원소 253, 254
원자 252
원형 천장 110

위(胃) 114
위생학 190
유병률 76, 77
유행병 76, 209
은(銀) 259, 263
음경 95, 97, 108, 109, 180
음낭 93, 95
이리듐 258
이명(耳鳴) 32
이첨판 105, 106
이터븀(이테르븀) 258
인듐 259
인삼 143~145, 191
인중 180, 181
인플루엔자 241
임질 234
입벌리개 30

ㅈ

자간 241
자갈 112, 113
자궁 94, 95, 161, 163, 237, 238
자웅동체(雌雄同體) 189
작은어금니 106
잔애인 27
잔질인 29
잠 135, 169, 204, 205
잠복고환 94
장애인 27, 28
재활 28
잿물 255
전기 44, 45
전염병 73~75
전자 44
전환장애 238
정맥 65, 70, 85, 86, 89, 103, 104, 213
정신과학 201
정신병 176, 178, 201~203, 218
정액 19, 20, 163, 234
정자 19, 20, 234
정형외과학 36
젖먹이 37
조사 76, 141, 193, 243
조산원 43
조혈(造血) 59
좌욕 66
주사기 65, 66
주석 194
중동 호흡기 증후군 74~76
중증 급성 호흡기 증후군 73
증거 93, 203, 244, 253
증상 244~247
증후군 246, 247
지도책 184~186
지속발기증 108
지주막 187
지중해빈혈 59
진단 246
질 천장 110
질(膣) 64, 95, 109
질소 80, 131, 254
질식 80
집게 62, 63

ㅊ

창녀 108, 109, 110, 235, 257

창자 116, 120, 153, 154
창자실 61
천연두 73, 223, 231~233
천왕성 262, 263
철 194
청소년학 36
체체파리 52
초음파검사 197, 198
초침시계 65
최음제(催淫劑) 129, 180
축동(縮瞳) 54
췌장 115, 118
치매(癡呆) 201
치석(齒石) 112

ㅋ

카나비스 166
카두케우스 191
칸디다증 96, 98, 99
칼륨 255
칼슘 111
커피 135, 136
컴퓨터 단층촬영 252
케노데옥시콜린산 230
코데인 133, 169
코카인 135, 137
코털 105
콜레라 73, 122, 230, 235, 236, 246
콜로키엄 21
쿠라레 140
퀴니딘 132
퀴닌 131, 132
큐피드의 활 180, 181
크레바이오젠 157, 158, 159
크레틴병 226
큰 종기 97
클로로폼 221~224
클로스트리듐 122
키니네 131

ㅌ

탄분증(炭粉症) 98
탄저병 98
탄탈 264
탈모증 96
태변(胎便) 167, 168, 170
태선(苔癬) 98
태양 45, 194, 195, 235
터븀(테르븀) 258
테오브로민 136
테오필린 136
텔루륨 261
텔루르 261
토근(吐根) 132
토성 194~196
통증 216~221, 235, 238, 241
티타늄 262

ㅍ

파레고릭 170
팔라듐 262, 263
페스트 73, 240
평균(값) 78
포도주 90, 91, 137
포르노 영화 110
포타슘 255

폴로늄 257
풍토병 50, 76, 235, 236
프로스타글란딘 163
프티알린 30, 119
플라시보 157
플루토늄 262
피소스티그민 139, 140
피학증(被虐症) 178
핀셋 62

ㅎ

하감(下疳) 72
합환채(合歡菜) 129, 144
핫도그 153, 154
항균제 151
항문 64, 66, 72, 114, 116, 177
항생제 16, 73, 150, 151
항원 24, 59
항체 24
해부도 184
해부학 89, 95, 104, 184, 252
핸디캡 27, 28
향약구급방(鄕藥救急方) 130
향약집성방(鄕藥集成方) 130
헬륨 261, 262
혈루증 60
혈액 58~60
혈청 58, 60, 157, 158, 161
협심증 17, 81
호루라기 뼈 101
호박(琥珀) 44, 45
호박산 44
호소 증상 245, 246
호텔 46, 48
혼미 상태 205
홀뮴 257, 258
홍채 53, 259
홍콩 플루 241
화성 194
환각제 132, 201
환관 95
환자 240, 241, 244~246, 249, 250
황달 229
회장(回腸) 114~116
회충 123
휴양소 48
흑폐증 98
흡충(吸蟲) 123
히스테리 237

A

606 151, 152
academy 21
acetabulum 90
Acetylspirsär 162
ache 32
Achilles tendon 183
acid 91
actinomyces 125
adrenaline 146, 147
agony 245
AIDS 73, 76
alcohol 165
allantois 154, 155
alopecia 96, 97
amber 44

ambrosia 184
ambulance 68
amylase 30, 117~119
anaphrodisiac 181
anaphylaxis 25
anatomy 252
anemia 59, 108
anesthesia 215
angina 81
animalculae seminis 19
anisocria 54
anthracosis 98
anthrax 98
antibiotics 151
antibody 24
antigen 24
antimicrobials 151
anus 116
aphakia 55
aphrodisiac 180, 181
aphtha 72
arachnoid 187
argentum 254, 256, 259
arsphenamine 151
arteria 103, 104
ascaris 123
Asclepius 190
ascorbic acid 211
Aspergillus 124
asphyxia 80
aspirin 162
assassin 166
asylum 46, 47
atlas 184~186
atom 252
atrium 106, 256
Atropa belladonna 149
atropine 54, 149, 150
auricle 106
average 78
azotemia 80

B

bacillus 98, 121, 123, 151, 156
bacitracin 151
bacteria 121
barber-surgeon 213
belladonna 149
benign 71
beriberi 208
bicuspid valve 105
borborygmus 32
BOTOX 155
botulinum toxin 155
bougie 61
bowel 154, 247
brucellosis 123

C

caduceus 191
calcaneus 112
calcium 111
calculus 111~113
cancer 70~72
canker 72
cannabis 166

caput medusae 85
carbuncle 97
carcinogen 71
carcinoid 71
carcinoma 71
cardinal's bark 131
carminative 120
carotid 81
cataract 56
catgut 61, 62
cauterization 54
cecum 116
center 89
chancre 72
chancroid 71
chenodeoxycholic acid 230
chickenpox 231, 232
chloroform 221
cholera 230, 235
cholic acid 230
Christian 227
cinchona 131
cirrhosis 229
clava 95
clinic 46, 47
clonorchis 95, 123, 124
Clostridium 122, 155
cocaine 136, 137
coccyx 101
codeine 169
coffee 135
colloquium 21
complaint 245
control 160
conversion disorder 237
copper 256, 257
cretinism 227
crippled 28
cryptorchism 94
Cupid's bow 180
curare 140

D

Dachshund 154
delirium 203
delusion 203
dementia 201
dengue 51
diagnosis 246
diastasis 119
digestion 117
digitalis 52, 133
disabled 26
disseminate 20
doctor 212, 214
doping 168, 171
drug 129
duodenum 114
dura mater 187

E

echography 197, 198
echolalia 197, 198
echopraxia 198, 199
echovirus 199
eclampsia 241

electric 45
electron 45
element 253, 258
endemic 76
endometrium 238
enorchia 94
enteramine 161
epidemic 76
epidemiology 76
epilepsy 240
epinephrine 146, 147
erbium 257, 258
ergot 132
Escherichia coli 121
eserine 140
esophagus 114
estrogen 238
estrus 238
ether 15, 16, 217, 219
eunuch 95
experiment 233

F

female 41, 42
flatus 120
fluke 124
forceps 62, 63
fornication 110
fornix 110

G

gag 30
gargle 32
gauze 62
ginseng 143, 144, 191
gladius 95
gland 97, 163, 226
glaucoma 56
goiter 227
gonorrhea 234
great pox 232
guillotine 33

H

handicap 27, 28
hashish 166
hebiatrics 36
hellium 262
hematemesis 59
hemato 58, 60
hematocrit 60
hematopoiesis 59
hemolysis 59
hemophilia 60
hemoptysis 59
hemp 165
hermaphrodite 189
heroin 169
hiccup 31
holmium 257, 258
Hong Kong flu 241
hospice 46
hospital 46, 69
hostel 46
hot dog 154
Hotel-Dieu 46

5-HT 71, 161
hydrogen 91
5-hydroxytryptamine 161
hygiene 190
hypnos 169, 204
hysteria 237

I
icterus 229
ileum 116
ileus 116
immunity 24, 25
incidence 77
incubus 206
indium 259
infant 37
infirmary 46, 47
influenza 241
injury 25, 26
inoculation 25
insomnia 205
investigation 78
iodine 227, 254, 259, 260
ipecac 132
iridium 53, 258, 259
iris 53, 260, 261

J
jaundice 229
jejunum 115
jên shên 144
Jesuit's bark 131
Jupiter 194, 197

K
kalium 255
kestos 180
Krebiozen 157
kwashiorkor 50

L
lady 42, 43
laughing gas 216
lead 194, 256
leech 213
lens 55, 254
lesbian 177
lesbianism 177
licence 212
lichen 98
liver 119, 229
lord 43
louisette 34
louison 34
lunatic 202
lymph 104

M
male 41, 42
malignant 70, 71
malinger 23
malleolus 101
malleus 101
mammary 30
man 41, 42
mandrake 129, 144, 216
marijuana 166

Mars 194
masochism 178
materia medica 129
MB-ChB 214
M.D. 214
meconium 168, 170
mercury 191, 194, 256, 263, 264
MERS 74, 75
–micin 151
Micromonospora 151
microwave oven 15
midwifery 43
minoxidil 17
miosis 54
miotics 54
Mister 214
mithridatism 142
mitra 106
mitral valve 105, 106
moniliasis 98
mons pubis 182
mons veneris 182
monster 241
moon 194
morbus regius 229
Morpheus 169, 205
mosquito 63
–mycin 150, 151
mydriasis 54
myopia 55
myotics 54
myxedema 227

N

natrium 256
Neisseria gonorrhea 234
neptunium 262
nickel 257
nicotine 138
nightmare 205, 206
nitrogen 81, 254
nitrous oxide 216
nostrum 31
nymph 104, 176
nymphomania 176, 177
nystagmus 56

O

omphalocele 85
omphalos 85
onanism 109
opium 168, 171
orchid 94, 95
orthopedics 37
osmium 259
ouabain 51, 52
oxygen 91, 254

P

pain 240, 245
palladium 263
palliative 107
panacea 191
Panax ginseng 143, 191
pancreas 118
panic 202

paregoric 133, 168, 170
pathognomonic 246
patient 244, 249
pediatrics 36
penicillin 15, 16
penis 95
pepsin 117~119
philtron 181
philtrum 181
phlebos 104
phocomelia 242
physic 39, 129
physician 39, 40, 249
physician's pulse watch 68
physicist 129
physics 38~40, 129
physiology 38, 129
physis 38, 39
physostigmine 139
pia mater 187
placebo 159
plague 240
plumbum 194, 256
plutonium 262
polonium 257
polyorchism 94
pornography 110
Post-it 15, 17
potash 255
potassium 255
pox 231
premolar 106
prevalence 77
prevention 78
priapism 108
prophylaxis 78
prostaglandin 163
prostitute 109
Proteus 122
protocol 77
pseudohermaphrodite 189
pseudohermaphroditism 189
psyche 200~202
psychedelic 201
psychiatry 201
psychosis 201
psychosomatic 201, 202
ptyalin 30, 119, 120
puberty 37
pulse 67
pupil 53

Q

quack 31
quarantine 74
quinidine 132
quinine 131

R

radiation 87
radiology 87, 88
radium 87, 258
radius 87~89
rehabilitation 28
ré-shē 144
restaurant 173

retina 55
Rh 59
rheumatism 235
Russian pestilence 241

S

sacrum 100
sadism 178
salmonella 122
SALVARSAN 151, 152
sanatorium 46, 47
sanitorium 46, 47
SARS 73
saturnine gout 195
saturnism 194, 196
satyriasis 176
scopolamine 150
scrotum 95
scurvy 210
seizure 241
selenium 261
seminar 20
serendipity 14, 15, 18
serotonin 71, 161
serum 58, 161
sex 41
silver 256, 259
sitz bath 66, 67
skull 101
smallpox 231, 232
sodium 256
sodomy 177
soma 202
somnolence 205
somnus 169, 204, 205
sopor 205
spa 48
speculum 63, 64
sperm 19, 234
spermatozoa 19
sphincter 81
Sphinx 81
stomach 114
stool 66, 67
Streptomycetes 150
streptomycin 150
strontium 257, 258
Student's t-test 79
succinic acid 44
surgery 212, 214
symposium 20
symptom 244
syndrome 246, 247
syphilis 232, 234, 235
syringe 65

T

tantalum 264
tellurium 261
terbium 257, 258
testament 93
testicle 93
testimony 93
testis 93, 94
thalassemia 59
thalidomide 242, 243

theobromine 136
theophylline 136
thorax 86
thrush 99
thyroid 226
tic 32
tinnitus 32
titanium 262
tobacco 137
tomography 252, 253
tonic 172, 173
tonus 161, 172
trachea 103
trial 233
trypsin 118
tsetse fly 32, 52

U

ultrasonography 198
umbilicus 84
umbo 84
uranium 262
ursodeoxycholic acid 230

V

vaccine 232
vagina 95, 111
varicella 231, 232
variola 231, 232
velcro 15, 17, 18
venereal 181
venom 181
vertex 105
VIAGRA 17
Vibrio 122
vibrissa 105
vinegar 90
vitamin 208

W

warfarin 141
whooping cough 31
wife 42
woman 41, 42
woolsorter's disease 98

Y

ytterbium 257, 258